オープンダイアローグ的対話実践を求めて

もしもこの世に対話がなかったら。

横道誠

KADOKAWA

はじめに

対話にはルールが必要

みなさんは「対話」というものにどんなイメージを持っていますか。必ずしも、「どんどんやりたい！」という気持ちの人ばかりではないと思います。むしろ、できるだけ関わりたくないなあという人も多いでしょう。

対話と呼ばれるものに参加して、嫌な気分を味わった人はたくさんいるのではないでしょうか。なんでもかんでも言いたい放題になっていて、ヒヤヒヤした。それなのに、じぶんの話したいことを納得いくまで話せたと思ったことがない。ずっと遠回しなことばかり口にされて、なにがなんだかチンプンカンプンだった。特定の人ばかりがずっとしゃべりつづけていて、早く帰りたくて、たまらなくなった。

残念ながら、そんな対話の場がたくさんあります。そんなわけでこの本は、「対話にルールを持ちこんだらずっとうまく行くよ」ということを提案します。ルールで縛ることによって、対話がキラキラ爆発する可能性が開けます。その具体的方法について、本書は説明していきたいのです。

いちばんのキーワードは、「オープンダイアローグ」です。みなさんは、この言葉を聞いたことがありますか。「開かれた対話」という意味ですが、「開かれた」印象の対話ならなんでもオープンダイアローグというわけではありません。

オープンダイアローグは、フィンランドの西ラップランド地方にある街トルニオのケロプダス病院で生まれた精神療法です。かんたんに言えば、患者やその家族、知人、友人がまず病気について話し、そのあとで治療チームが患者や患者を取りまく状況について意見交換をし――これを「リフレクティング」と言います――、患者たちに聞いてもらう、それを日を置いて継続的に繰りかえすという構成でやっています。

この本は、この方式の対話を「病院外でもやってみよう！」と提案します。そうすることによって、オープンダイアローグ的な対話の楽しみを広めようという意図のもとに、作られています。しかし、そのような病院外でのオープンダイアローグはどうやって実現するのでしょうか。

確認しておくと、オープンダイアローグは、もともと統合失調症の患者のために

リフレクティングの図

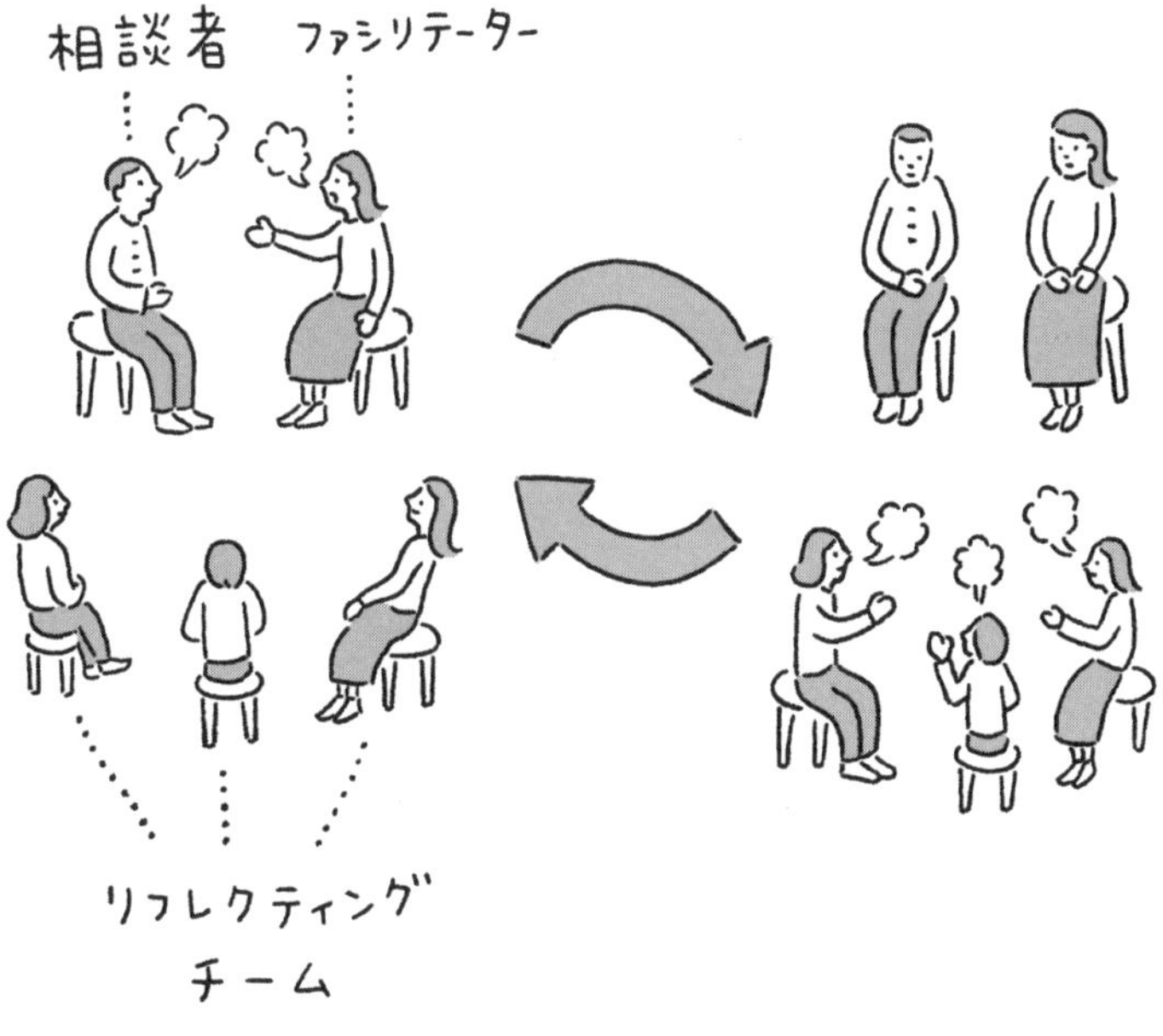

開発された精神療法です。統合失調症はかつて日本では「精神分裂病」と言われ、もっとも悲惨な精神疾患というイメージがあったものです。オープンダイアローグは、発病したばかりで危険な状態の統合失調症の患者にすら効くということで、国際的な注目を集めました。多くの専門家は半信半疑でオープンダイアローグに注目し、ほんとうに効果があるのかについてエビデンスを集めています。

オープンダイアローグがケロプダス病院で始まったのは一九八〇年代、日本で本格的な紹介が始まったのは二〇一〇年代です。精神疾患の治療状況に古めかしい要素をたくさん抱えた日本では、またたく間にオープンダイアローグが熱い注目を集めるようになりました。しかし残念ながら、オープンダイアローグが日本で広く知られはじめてから10年以上が過ぎた現在でも、病院でオープンダイアローグが普及するに至っていません。日本の医療制度ではオープンダイアローグを実践に移す上でさまざまな困難があるようです。

そんな状況なのですが、日本でオープンダイアローグが盛んに実施されている現場が、じつは病院外に生まれはじめています。当事者活動あるいは自助グループ活動として、オープンダイアローグを模索する人々が日本でたくさん対話を実践しているのです。精神疾患の患者、その家族、支援者、さらには精神疾患に至らずとも生きづらさを抱えた人たちが、オープンダイアローグの技法に学びながら、問題を克服しようと努力しています。

みなさん、ぜひ考えてみていただけないでしょうか。——もしもこの世に対話がなかったら？　そのような世界になったら、私たちの心は暗黒の水底に沈んでいってしまうでしょう。どこまでも暗い沼の底に渦巻きのようにして吸いこまれていってしまうでしょう。

実際、対話が成立しなくなる場面というのは、いつでもかんたんに出現するわけです。海外で起きている戦争のような過酷な状況を想像する必要すらありません。誰かを怒らせてしまい、なにを言っても荒々しく拒絶されてしまうとき。ＳＮＳで何気なく投稿した内容が派手に炎上してしまって、知らない人たちからつぎからつぎへと容赦のない攻撃（口撃）を受けてしまうとき。そんなことに想像や記憶をめぐらせてみると、対話のない世界の恐ろしさが、みなさんにも想像できるのではないでしょうか。

だから私たちは、そろそろ安全な仕方で対話する力を養うことを考えてみても良いと思うのです。本書はみなさんの対話に対する苦手意識に応えるために、世の中のあちこちで魅力的な対話を花開かせるために、さまざまなコツを伝えていきます。

ところで本文中で二重線がついている箇所に関しては、近くで「対話のツボ」として、どのような意味合いがあるのかを解説しています。どうか参考にしてみてください。

「ゆくゆく！」と「波打つ対話」

筆者は発達障害と依存症の当事者で、これまでに五年近くオンライン会議アプリを使って、オープンダイアローグ的対話実践を主宰してきました。単純に「オープンダイアローグ」と言わず、「オープンダイアローグ的対話実践」というまどろっこしい言い方をしたのは、それがオープンダイアローグそのものではないという自覚があるからです。筆者と筆者の仲間たちは、オープンダイアローグをさまざまな改変を施した上で、自助グループの領域で運用しています。「対話実践」は国際的なオープンダイアローグ研究で好んで使われてきた表現です。

筆者は現在、「ゆくゆく！」という名前のグループを主宰していて、何人もの仲間と協力しながらオープンダイアローグ的対話実践を毎月提供しています。「ゆくゆく！」という名前は、筆者が過去に出版した『唯が行く！——当事者研究とオープンダイアローグ奮闘記』（金剛出版）に由来しています。本書では、その「ゆくゆく！」が提供しているオープンダイアローグ的対話実践の実情をフィクションを交えながら紹介していこうと思います。

本来のオープンダイアローグでは、患者側の数名と医療チームが何度も対話の機会を持ちます。その継続的支援がとても重要なのです。それに対して自助グループの世界では、来てくれるのが一回だけという「一見《いちげん》さん」がとても多いことに特徴があります。ミーティングを開く時間が限定されているので――当事者活動ですから、私たちはもちろんボランティアとして無償で活動に取りくんでいるのです！――来訪するたびに必ず相談者になれるというわけではありません。外部から「ゆくゆく！」に参加して、相談者としてではなく、リフレクティングメンバーの一員として発言する機会も多くあります。

このような事情を背景として、「ゆくゆく！」ではリフレクティングと相談者の応答という往復を一回のミーティングで何重にも繰りかえすという技法が発展してきました。一般的なオープンダイアローグやオープンダイアローグ的対話実践のように一回や二回ではなく、三回、四回と反復します。将来的には五回、六回と繰りかえしても良いと筆者は思っています。このような反復からは、対話がざわめく海の波のように寄せては返すイメージが立ちあがってきます。それは「波打つ対話」、英語で言えば「ダイアローグ・イン・ウェイヴズ」（Dialogue In Waves: DIW）です。それはたしかに、オープンダイアローグ的対話実践ではありますが、もしかしたらすでにべつの新しい対話技法の萌芽《ほうが》と言って良いのかもしれません。

ここから先は、「ゆくゆく！」でおこなっている対話実践をモデルとしながらも、フィクションを織りまぜた物語となっています。相談内容やそれに対する対話実践は過去のミーティングを参考にしながらも横道が創作しました。「波打つ対話」を読者のみなさんにも実感していただければ、たいへんうれしく思います。

目次

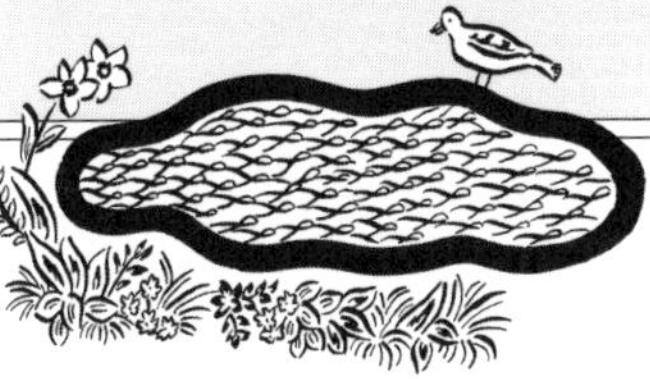

第一夜

仕事の悩み

転職に
失敗
したかも
しれない

★ **相談者（話し手）**　ウォーズ

イントロダクション担当　ミスター

ファシリテーター　洋一

リフレクティングチームのリーダー　瓜子

リフレクティングチームのメンバー

ミスター／きんぎょ／ひなげし／サンシャイン

見学　しまうま／ブニュエル／投げ輪

一八時一五分になった。それまで寝転んでいた洋一は、テーブルに座ってノートパソコンMacBook Airに向きあう。あらかじめ用意しておいたＵＲＬのメモをクリックして、会議用ソフトウェアのＺｏｏｍを立ちあげる。このＵＲＬはきょうのミーティングに集まってくれるスタッフにも外部からの参加者にも伝えてある。

すぐに集まってきたスタッフと相談して、誰が今回のイントロダクション担当、ファシリテーター、リフレクティングチームのリーダーを務めるかを決める。まずスタッフたちに立候補を促して、とくに希望がなければ洋一が割りあてる。今回はミスターがイントロダクション担当、洋一がファシリテーター、瓜子がリフレクティングチームのリーダーを務めることになった。

一八時三〇分になり、洋一はＺｏｏｍの待合室に集まっていた外部からの参加者を迎えいれる。ひとつボタンを押すだけで、全員に入室許可を出すことができる。洋一は入室した人たちの表示名が予約したときの名前と一致しない場合、ひとりずつ確認を取っていく。ちょっとしたことでセキュリティが確保されなくなるのを恐れているからだ。それが終わると、ミスターがＺｏｏｍの「共有」ボタンを押して「ゆくゆく！」のウェブサイトを画面に映しながら、グラウンドルールを読みあげていく。

1

この会はオンライン会議アプリを通じて、オープンダイアローグ的な対話実践を模索する集まりです。

2

この会は自助グループ、つまりなんらかの問題を抱えた当事者の互助会です。本会のスタッフと参加者の関係は対等です。

3

スタッフについては、プロの福祉支援者ではなく、相談者と同じく「悩める当事者仲間」としてご理解ください。支援者としての資格を持っている人も、持っていない人もいます。

4

スタッフか外部からの参加者かに限らず、全員がひとりひとり「安心安全な場を作る」仲間として対話する集まりです。

5

本会は「トラウマ・インフォームド・ケア」を重視しています。どの相談者にもトラウマ（心的外傷）があるかもしれないと想定して、それに二次被害を与えないように努力します。

6

対話を進めるのが困難と感じた場合、沈黙する、発言をパスする、退出するなどの自由があります。つらくなった場合には、自己判断で離席してください。そのあと戻ってくるのも、去ってしまうのも自由です。スタッフ、参加者ともに、この権利が尊重されます。

7

本会のミーティングには守秘義務があります。誰それが参加していたとか、誰それがこんなことを言っていたという情報は口外禁止です。SNS等での発信も避けてください。

8

オープンダイアローグの重要な理念として「不確実性に耐える」ということがあります。いつどんな時点でも予期しないことが起こりえます。動揺したとしても、そのことをほかの参加者に伝え、支えあいながら対処することが大切です。

9

リフレクティングは、リフレクティングメンバーの内輪で話すようなイメージでやり、話し手に向かって共感的でいつつも、直接的に語りかけないようにします。多声性に価値があるため、自分独自の視点をたいせつにして、思いや考えを正直に述べましょう。ただし相談者の否定、説教、押しつけがましい評価、断定などは避けてください。

ミスターはさらに今回のミーティングの流れについて説明する。このとき、ウェブサイトでグラウンドルールの下に記されているかんたんなチャートを画面共有する。ミスターは言葉を補いながら、そのチャートに沿って案内していく。

A

このあと、まず自己紹介をします。時間の都合があるため、ひとこと・ふたことでテキパキとお願いいたします。まずスタッフから始めて、そのあと外部から参加してくださったみなさんに移ります。

B

今回の話し手、つまり相談者を決めます。基本的にはこの会に二回以上参加してくれた人で、まだ話し手になったことがない人に優先権があります。もしみなさんのなかに相談したい人がいない場合には、スタッフの誰かが話し手になります。

C

ミーティングでは、まず話し手が悩んでいること・困っていることについて語ります。ファシリテーターはそれをサポートします。今回のファシリテーターは洋一さんです。時間は一〇分間です。

D

相談内容を受けて、リフレクティングチームが一回目のリフレクティングをやります。今回のリフレクティングチームはリーダーが瓜子さん、メンバーは私（ミスター）と、外部から参加してくれたみなさんのうち、話し手にならなかった人です。リフレクティングというのは、相談者の前で意見交換をすることです。そのあいだ、話し手はカメラやマイクをオフにして、外部から観察するような気分でいてください。それから、リフレクティングチームは話し手に向かって語らないでいただきたいです。リフレクティングチームのあいだで内輪話をするように話すのが大切です。話し手が傷つきそうなことは絶対に言わないでください。その上で、じぶんの心にもなるべく嘘をつかないように話しましょう。時間は一〇分間です。ですからみなさん、発言は短めでお願いしたいです。

E

一回目のリフレクティングを受けて、話し手が一回目の応答をします。ファシリテーターが支援します。時間は五分間です。

F

その応答を受けて、二回目のリフレクティングをやります。これも五分間です。

ミーティングの大きな流れ

◆イントロダクション

⬅

◆自己紹介

⬅

◆話し手が悩み、困りごとを話す
（ファシリテーターが補助をする）

⬅

◆リフレクティングチームによるリフレクティング

◆話し手による応答

何回か繰りかえす

⬅

◆全員で感想の共有
リフレクティングチーム⬇ファシリテーター⬇話し手

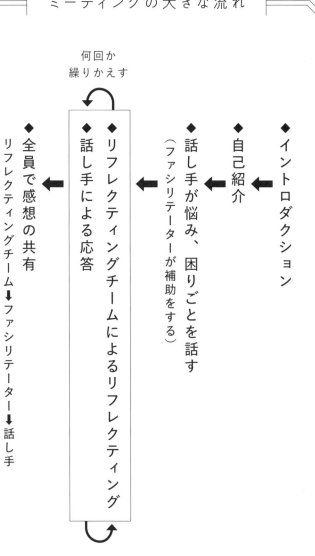

G 二回目のリフレクティングを受けて、話し手が二回目の応答をします。やはり五分間です。

H 全員で感想の共有をします。まずリフレクティングチームが、ついでファシリテーターが、最後に話し手が語ります。これでミーティングは終わります。

ミスターがグラウンドルールとミーティングの流れについて語るのを聞きながら、洋一はこの会が始まった初期の頃に思いを馳《は》せる。あの頃は毎回手探りで、スタッフ間でオープンダイアローグ的な対話実践を試行しながら、この会にとってふさわしいグラウンドルールやミーティング・チャートがどのようなものか検討しあっていた。毎週その作業をやって、それだけで半年ほどの時間を費やした。いまではそれを経て鍛えられたグラウンドルールとミーティング・チャートがあるから、安心して「ゆくゆく!」を運営することができる。

自己紹介が終わり、話し手はウォーズに決まった。ほかに外部から来たきんぎょ、ひなげし、サンシャインはリフレクティングチームに加わることになる。洋一が話す。

洋一　それでは私がファシリテーターを務めます。ウォーズさんに話し手をお願いしますけれども、その前に、カメラをオンにするかオフにするかを決めたいと思います。ウォーズさんは、この場でカメラをオンにしてほしいと思いますか、あるいはオフにしてほしいと思いますか。

★ウォーズ　私はオンがありがたいです。

洋一　それではみなさん、今回はカメラをなるべくオンにしましょう。ただしカメラに映るのを避けたいと考える人は、無理をせずに、オフのままでも大丈夫です。

洋一は、参加者たちのカメラがオンになっていくのを確認し、ウォーズに「それではお話をお願いします」と促す。ウォーズはつぎのように語っていく。

★ウォーズ　最近、所属している部署で昇格したんですよ。それによって、仕事上で関係する社員の人数も変わりました。上から降ってくる業務に向きあっていくのはこれまでどおりなんですが、下との板挟みが起こるようになりました。そのことに折りあいがついていません。会社から求められるノルマをこなすだけでもたいへんなのに、人間関係の調整なんかも求められるようになって、そのことで混乱しつづけています。最近はナーヴァスになってしまって、ノルマを達成するためにがんばること自体が、じぶんの人生にとってそんなに意味のあることなんだろうか、なんて悩んでしまっています。もちろん、業務を通して関わっているお客さんにとって望ましいことをやっていこうと思っているんですけれども、そもそもチームのなかでの価値観が違います。課題をどんどん処理して、成果を出すことが良いとされていて、気持ちの整理ができないまま進行していく。前のまま平社員だったら、じぶんのこだわりを生かした仕事ができていたと思うのですが。

洋一　良かったら、どのような職種か教えていただけますか。

★ウォーズ　ウェブデザインの仕事なんです。ちゃんと初めに言っておくべきでしたね。昨年まで平社員としてじぶんのこだわりを活かしたデザインをやっていけば良かったんですけど、今年からチームを統括するリーダーに任命されて、それにうまく適応できていないという状況です。じぶんでも気が弱いなって思うんですけど、うまく役目を果たせないことで、会社が求めるレベルを達成できなかったらどうしよう、それによってじぶんの評価が悪くなるんじゃないか、なんて考えてしまって、その恐怖でしんどいというか。ほんとうの気持ちを言うと、いまの仕事が物足りないという思いもある。思う存分、やりたいようにやれてないからです。一方で、じぶんが信じていたやり方、つまりデザイナーとしてやりたいことをやるんだ、というやり方のままでも大丈夫かなと思う。つまりいまの立場を利用して、自己研鑽《けんさん》を積むチャンスだとも思ってるんです。ですが、要領が悪くてうまく行かないと感じてしまっています。じぶんで選んだ仕事ですし、やりがいがある仕事だとは思っています。でも結果はそれなりに求められています。そんなわけで、最近は休日でもぐったりしていることが多いです。

対話のツボ

相談者が不慣れな場合、必ずしも順序立てて話すことができないことは、珍しくありません。ファシリテーターとしては、「どうやったらリフレクティングチームがリフレクティングをしやすくなるか」と考えて、追加の質問をすることが望ましいこともあります。ただし、相談者とファシリテーターが「1対1」の閉ざされた形で延々と話しこむのは、ポリフォニー（多声性）を重んじるオープンダイアローグの精神に反しているので、ほどほどを心がけましょう。

ウォーズの話が止まったので、洋一が「ちょうどそろそろ時間ですね。それでは一回目のリフレクティングに移りましょう。瓜子さん、お願いします」と発言する。それを受けて瓜子が進行を受けつぐ。

瓜子　はい。それでは始めましょう。ウォーズさんは画面とマイクをオフにして、耳を澄ませていてください。私たちはウォーズさんの悩みごとについて意見交換しますけれども、ウォーズさんに向かって話さないでください。リフレクティングチームの内輪話のように心がけてください。それでは、話したい方からお願いいたします。

ミスター　まず私から話しますが、ウォーズさんの話す感じからも焦りが伝わってきて、心が痛みました。デザイナーというのは羨まれる仕事だと思うけれども、板挟みになってつらいということがよくわかりました。こだわりを発揮できる仕事というのが向いていたんですね。それだけでは勝負できなくなっている状況にヤキモキしていると。私がウォーズさんの立場でも、苦しむと思います。

ひなげし　ウォーズさんの将来のヴィジョンを知りたいと思いました。消費社会のなかで生きるジレンマがあって、見通しが暗いのではと想像しました。そういうときには未来について考えることで、じぶんの気持ちが整理しやすいと思うんです。長いものに巻かれて楽になるか、じぶんの理想を通すか、悩ましいところだと思います。

サンシャイン　組織のニーズとじぶんの動機の摺《す》りあわせって、難しいよなと思いました。ぼく自身、似たような悩みを抱えています。それで、ウォーズさんは在宅ワークは可能なのかなと思いました。毎日出社しなければいけないと、負担がかなり大きいと思うからです。

きんぎょ　私の話ですけど、仕事で不満を抱えながら取りくんだことでも、あとからやって良かったなと思うこともありますよね。そういう部分に注目すると、気が晴れやすいかなと思いました。それから、人間関係で満足できない場合、独立すると良いのではと思いました。想像ですけど、デザイナーなら道を切りひらきやすい気がします。

瓜子　私の友人にも配置転換があったり、人間関係がもつれたりで悩んでいる人がいます。ですから、ウォーズさんの話はその友人のことを思いだしながら聞きました。同業他社に移るというアイデアもありますよね。じぶんの裁量権が100％じゃないと嫌な人は、フリーランス向きのような気がします。

さて、ほかに発言したい人はいますか。

サンシャイン　少し発言を足しますね。ぼくは以前の職場では在宅ワークが許されていたんですけど、現在の職場では許されなくなりました。それでかなりストレスを募らせてしまっています。場合によっては以前の職場に戻るか、べつの職場に移るかを検討したいなって思ってるんです。そんな状況で悩んでいるので、ウォーズさんのお話に共感しながら聞いていました。

瓜子　ありがとうございます。それでは、ほかには大丈夫でしょうか。大丈夫ですね。それでは洋一さんお願いします。

洋一は瓜子から進行を受けついで、「はい、ウォーズさん、カメラとマイクをオンにして、応答していただけますか」と声をかける。「すべての発言に応答する必要はありませんから、ご安心ください。答えたくないことは答えないでかまいません」とも言う。ウォーズが話しはじめる。

★ウォーズ　リフレクティングというのを初めて受けました。なんだか不思議な感覚がありますね。どう表現して良いのかわからないけど、じぶんについて意見交換しているのを聞くという体験が生まれて初めてだからだと思います。これはなんと表現して良い感覚なのかよくわからない。

100%じぶんの思いどおりにしたいならフリーランスを選んだほうが良いというのは、そのとおりだと思いました。じつは話しそびれたことがあって、いまの会社は大手なんですけれども、そこに入る前にベンチャー企業でウェブデザインをしていたんですね。そのときの自由度というか、裁量権がいまの会社よりずっと大きかったんです。その経験もあって、曲げたくないものを曲げざるを得ないという現状に抵抗感が大きいんだと思います。その意味では、前の職場の方が良かったと感じているサンシャインさんの状況に似ています。そういうふうに転職に失敗したという思いが、つらさのいちばんの理由かもしれません。そのようなわけなので、独立なども選択肢として考えつつ、それを心の拠《よ》り所としながら、とりあえず日々の業務に向きあっていく、というのは悪くないかなと思います。

就労の形態ですが、勤務日の半分以上は在宅ワークでやっています。その点では恵まれているかなと思います。他社に移るとしても、在宅ワークを認めてくれるところでないと、移らないと思います。ちなみに土日や祝日は、先ほど言ったようにぐったりとはしてるんですが、一応は休むようにしています。ですが数値ノルマがあるから、休日でもそれを気にしてしまうんですね。いつもそれを見据えざるを得ません。勤め人として当たり前のことなんだとは思いますが。

現状、無難なデザインを作ることが推奨されているけど、それがじぶんには合っていないのかもなって、こうやって話していて、ますます思うようになりました。もっと自由に尖《とが》ったデザインをやっていきたいです。

それから、いまの会社は働きだしてから三社目です。一社目は違う業態の会社で、それが嫌でウェブデザイナーになりました。ベンチャー企業に入って、やりたいようにできていたんですけど、給料など待遇がもっと良いと判断して、いまの会社に移りました。でもそれは失敗だったんじゃないかなと思ってしまっています。

洋一が「そろそろでしょうか。それでは瓜子さん、二回目のリフレクティングをお願いします」と発言する。

瓜子　お聞きしていて、より状況がはっきりわかってきました。数値目標は人の心を殺しますね。ノルマがどういうものか具体的に気になりました。思ったのですけれども、数字追求の案件とやりがい追求の案件を分けても良いのではないでしょうか。業務の実態がよくわからないので、うかつなアドバイスはできないのですが、とりあえず数値目標をクリアするのを優先して、その上でこだわりたい案件に関してはたっぷりこだわるというようにできないものでしょうか。難しいようでしたら、お許しください。

ミスター　ウォーズさんのお話しする声がだんだんと暗く低くなっていったので、たいへん苦しんでおられるんだなと思って、胸が痛くなりました。この場で話すことで、少しでもウォーズさんの心の負担が少なくなれば良いと思います。

きんぎょ　クリエイター的な仕事をしたことがないから想像で言うのですが、たぶん斬新で未知の世界を探求したいんだろうなと推測しながら、お聞きしました。そういうのは気概があって、かっこいいと思います。発想自体がクリエイティブだと感じました。

サンシャイン　お話を聞いていて、健康な欲求で悩まれているのだなと感じました。フリーランスとして独立する話に心が動いていたようなので、べつのフェーズに行くときなのかもしれない、と私も思いました。なんだかこう発言していて、じぶん自身に対する助言のように感じてくるところもあるのですが（笑）。

ひなげし　もしご不快でなかったら、ご家族についても聞いてみたいですね。ちゃんと支えてくれる人はいるのかどうか、大きな問題だと思うんです。未婚でしたら、もちろん恋人であるとか親しい友人であるとかの話でもかまいません。そういうプライベートについて話すのに抵抗がありましたら、お忘れください。

瓜子　ほかに発言したい人はいませんか。二回目でもありですよ。……いないようですね。それでは洋一さん、お願いします。

洋一がウォーズに応答を促す。

★ウォーズ　デザインがクリエイター的だという指摘に「おっ」と思いました。デザインはクリエイションとは別物という考えの人もいますからね。でも実際ぼくは、デザインの仕事はクリエイティブだと思って選んだ、という感じがあります。さきほど言ったように、その前はべつの仕事をやっていて――経理だったんですが――、それがいやで「もっとクリエイティブなことをしたい」と思って、デザイナーの勉強をして、いまの仕事を始めました。経理だってクリエイティブだ、と言われたら、うまく反論することはできないんですけれども。ですが、現状ではぼくが考えるようなクリエイティブな仕事ができなくなっているので、それに期待外れを感じて、モヤモヤしているんだなと気づきました。

ぼくはじぶんがめんどくさいやつだなと思っているんですけど、「悩みが健康的だ」と言われたのは、目から鱗《うろこ》でした。そう言われて思ったのは、ぼくは興味がなかった仕事でも、実際に取りくんでみると、集中しすぎて、やりすぎてしまうことが多いんです。その時間はそれなりに幸せなので、そういうところは健康的なのかなと思いました。少なくとも仕事を全面的に嫌いになったりはしていないです。経理のときには、そうなっていましたが、デザインでは基本的に仕事が好きなままです。

家族についてですが、ありがたいことに、ちゃんと支えられています。妻とひとり息子がいます。共働きなので、経済的にもうまく行っています。家事は分担していますが、やはり妻の負担のほうが大きいと思うので、それはなんとかしなくてはと思いながら、是正できていませんでした。妻には申し訳ないですね。

洋一が「それでは最後に感想を共有する時間としましょう。まずはリフレクティングメンバーから話してもらって、それから私、最後に相談者のウォーズさんに語っていただきます」と発言する。

瓜子　ウォーズさんは自尊心がしっかりある方で、聞いていて清々《すがすが》しく思いました。もちろん自尊心が低い人を否定しようとか、そういう意図の発言ではありません。単純にウォーズさんに清々しい印象を抱いたということですね。お話を聞かせていただいて、ありがとうございました。

ミスター　途中まで暗くなっていたウォーズさんの声が、最後のほうではまた明るくなっていった感じがして、なんだかうれしかったです。この場で相談して、少しでもスッキリしてくださっていたらありがたいです。

ひなげし　じゃあ、つぎは私がしゃべりますね。昇格によって自由度が減ったという話は、身近なところでもちょくちょく耳にするので、じぶんにもそのうち起こる事態かもしれないなって思いながら聞いていました。こういう「ゆくゆく！」みたいに相談できる場所があることは、とても良いと思います。

サンシャイン　じぶんの場合は、以前仕事上のトラブルで苦しんで、適応障害になって退職したという経緯があります。ですからお話を聞いていて、どうしてもじぶんに重ねながら聞いてしまいました。他人事と思えませんでした。じぶんのことも少し話して、その参考にもなったような気がしています。ありがとうございました。

きんぎょ　ウォーズさんが、的確に言葉を選ぼうとしている様子が印象的でした。じつはお話を聞いていて、どうしてもリフレクティングの不思議な感覚というのがわからなかったんですね。ですから今度はじぶんでも体験してみたいと思いました。

洋一　これでリフレクティングメンバーは話しおわったんですね。じゃあ、つぎはファシリテーターの私が話す番ですね。

ウォーズさんの悩みを聞いていて、なんとなくじぶんが初めてオープンダイアローグ的な対話実践に参加したときのことを思いだしてしまいました。ウォーズさんには気軽に相談できるカウンセラーとか、「ゆくゆく！」みたいな自助グループをぜひ確保しておいてほしいと思うんです。吐きだす場がないと、つらい状況かと想像いたします。

それからきんぎょさん、ぜひまた私たちの会に相談者として参加してください。二回以上参加してくれた人は、優先的に相談者になってもらうという方針でやっています。そのときにリフレクティングを体験してもらえたら、どういう体感なのかリアルに感じていただけると思います。

★ウォーズ　オープンダイアローグってどんな感じのものなのかなって興味が湧いて、きょうここに来ましたが、みなさんがぼくのために一斉に応答してくれることが、こんなに気持ち良いことだとは想像していませんでした。それも発言が一々やわらかくて、助かりました。たくさんの人に応援してもらってる感じで、なんだか勇気づけられました。オープンダイアローグには、こういうエンパワメントの効果があるんですね。話しているうちに気づいたのは、じぶんには適応しすぎる傾向があるんじゃないか、ということですね。それで不満を押し隠して、消耗して、休日にはぐったりということになっているんじゃないかと。だから仕事について冷静に考えて、過剰適応しないようにしたいと思いました。今後はじぶんのキャパシティについても考えていきながら、今後の転職などについても検討したいと思います。きょうはほんとうにありがとうございました。

洋一が発言する。

洋一　それでは今回のミーティングは終了です。最後にかんたんな告知ですが、「ゆくゆく！」では随時スタッフを募集しています。じぶんも運営する側に回ってみた

対話のツボ

ふだんの生活のなかで、じぶんの話をじっくりと聞いてもらえる機会って、意外と少ないですよね。カウンセラーに話すとしても、「1対1」が原則。カップルカウンセリングは「1対2」でグループカウンセリングは「1対多」ですが、カウンセラーの声が主調音になってしまうこともあります。悩みごと・困りごとというものは、自己のいわば核心部分。その核心部分について、複数の人が対等の立場であれやこれやと話しあってくれるのを聞く感覚は、体験した人でないと想像がしづらい不思議な感覚で、これがオープンダイアローグの醍醐味と言って良いと思います。

いと思われた方は、遠慮なくX（旧Twitter）のDMで教えてください。それでは、これからスタッフだけで反省会的なものをやりますので、恐縮ですけれども、外部から来られたみなさんは退出していただけますでしょうか。

外部からの参加者が退出しおわると、スタッフミーティングが始まる。ここには、オープンダイアローグ的対話実践のあいだ見学していたスタッフたちも加わる。しまうま、ブニュエル、投げ輪の三人だ。

洋一　きょうは私がファシリテーターを務めたので、スタッフミーティングも私が進行しますね。みなさん、きょうのミーティングはどうでしたか。

瓜子　じぶんの悩みに真剣に向きあっている方で、こちらまで身が引き締まるようでした。きょうもリフレクティングに参加できて良かったと感じている、というのが率直な感想です。

ミスター　**私はいつも話し手の声の感じが気になってしまうのですが、それを指摘されて嫌に感じる人もいるかもしれないなって、ふと思いました。**そこは反省点かもしれないと思っています。

ブニュエル　思ったんですけど、オープンダイアローグってナラティブセラピーに似てますよね。ご存じの方には「釈迦《しゃか》に説法」かもしれませんけれども、ナラティブセラピーというのは、カウンセリングの技法のひとつで、相談する人が抱いている人生の物語を改変することで、人生の新しい局面を開いていこうとするものですね。*1

洋一　うん。オープンダイアローグもナラティブセラピーも家族療法の流れのなかにありますからね。オープンダイアローグの理論的指導者、ヤーコ・セイックラもナラティブセラピーのことは意識していますよ。*2 あとは、オープンダイアローグもナラティブセラピーと同様、社会構成主義を前提にしているんです。社会構成主義

対話のツボ

話している内容だけでなく、声の調子や間の取り方など、オンラインで相手が見えない状況でも、声から得られる情報は多々あります。しかし、それに対して過度に分析的になっては、相談者はじぶんが生体解剖されているかのようで、居心地悪く感じてしまうでしょう。もちろん、顔が見える状態でも同様です。「顔つきが変わった」などを指摘するのは、客観的な事実であっても、相手の人格を充分に尊重していないと見なされるかもしれません。

というのは、世の中に存在する多くのものは人工的な意味づけによって実体化していて、その意味づけを変えれば現実も変わるという考え方です。[*3]

しまうま　家族療法の流れを汲んでいるということで、カウンセリングの標準形にあたる一対一の対話が否定されていますよね。その点は重要なポイントかなと思います。たくさんの人がよってたかって声をかけるリフレクティングは、参加者の数がある程度必要なので、人件費が発生する病院でオープンダイアローグを導入するのが難しいというのは、よくわかります。ボランティアで運営される自助グループが、この問題を解決できるのは道理と言えますね。

投げ輪　さっきの社会構成主義という言葉は、初めて聞きました。現実が社会的に、あるいは文化的に構成されていて、それ自体では存在していないということですよね。でもたとえば痛みについてはどう考えるんですか。それもそれ自体として存在していないと言えますか。

洋一　まさにその「痛み」について、社会構成主義の代表者、ケネス・J・ガーゲンがこんなふうに論じています。痛みに対する考え方や意味づけは、時代や文化圏によって、大いに変わっていると。それによって同じような強度の痛みであっても、耐えられる痛みと耐えられない痛みも変わってくると。たとえば、苦痛は十字架のキリストに近づくことだと考えられていた時代や、麻酔がなくても手術するのが当たり前だった時代に耐えられた痛みでも、現代人には耐えがたいというわけです。[*4]

投げ輪　なるほど、おもしろいですね。しかし痛みは実体としても確実に存在しますよね。すべてが文化的社会的に構成されているのではないですよね？

洋一　社会構成主義が、あらゆるものを文化的社会的に構成したものだと考えているわけではありません。物理的実体などは認めています。問題はそれらをどう意味づけるかが人工的だということですね。[*5]

ブニュエル　**相談なさっていたウォーズさんの語り口は、自尊心を感じられて清々しかった、という瓜子さんの意見に賛成なんですけれども、一方でそれは相談者がまだ病気でないから、ということもあるのかなと思いました。**「ゆくゆく！」には、心の病気に

対話のツボ

病気の人でも、病気ではない人でも、本人が話す内容をそのまま受けとめ、尊重しましょう。病気で苦しんでいる人の苦しみは非常に強く、それ自体で真実ですが、まだ病気に至っていない人の苦しみにも最大限に思いを傾けることが重要です。

なってしまった人も来ますから、その差異は大きいな、なんて考えながら聞いていました。

瓜子　そうですね。

洋一　私は今回ファシリテーターを務めたからリフレクティングチームには入らなかったんだけど、入っていたら、いつもどおりアドバイスをあれこれと言ってしまったんじゃないかなと思うんですね。アドバイスをしすぎてまずい方向に進んでバッドエンドっぽくなったミーティングもあるから、反省はしてるんだけど。

しまうま　きょうもちらほら、アドバイスっぽい発言は出ていましたよね。洋一さんは見学側なので、発言なさらなかったですけれども。

ブニュエル　斎藤環さん*6はオープンダイアローグでアドバイスは良くないとはっきり言っていますね。

瓜子　「ゆくゆく!」でアドバイスが多く発生しがちなのは、病院と自助グループの違いということが大きいですよね。病院なら通院や家庭訪問によって継続的にミーティングを受けることが前提だから、押しつけがましさが発生するアドバイスを避けることが最善と言えます。「精神科医によるお説教」みたいな伝統も有害なことが多いから、避けるのは有益です。でも自助グループでは一回限りの参加者も多いし、相談してもその人のために継続的にミーティングを繰りかえせる保証はないから、「即効性」のある方法を模索しがちになる。それでアドバイスに手を伸ばしてしまう。でも当事者同士だから、つまり「先生と患者」の関係でないから、アドバイスの有害さが低いと思います。

ミスター　アドバイスが良くないのは、それをすると対話が終わってしまう可能性が高まる、という点も重要ですよね。病院でオープンダイアローグをやる場合、対話を終わらせずに継続することが大事なので、アドバイスをしてしまうと対話を収束させる危険性がある。でも自助グループは「毎回一応、終わらせる」ものだから、アドバイスは馴染《なじ》みやすい。

しまうま　東畑開人さんは、アドバイスにはふたとおりあるという議論をしています。[*7]ひとつは総合的な見通しを与える大きなアドバイスで、もうひとつはその場その場を具体的に解決する小さなアドバイスだと。この考えからわかるように、東畑さんが担っているカウンセリングの領域では、アドバイスはけっして排除すべきものではありません。ぼく自身は、アドバイスにはべつの二種類の区別があると考えているんです。それはアドバイスすることによって、相談者自身を変えるように迫るものと、相談者の環境を変えるように迫るものです。

洋一　そうか！　それは重要な議論だね。なるほど、相談者自身を変えるように迫るアドバイスは危険なことが多いだろうけれども、相談者に環境の調整を促すアドバイスなら安全かつ有益なことが多いですよね。

しまうま　はい、そう思うんです。

投げ輪　アドバイスだけでも、こんなにおもしろい議論ができるんですね。

ブニュエル　私はアドバイスされると負担に感じることが多いんですけど、それはやっぱりじぶんを変えるように求められてるアドバイスだったからだなって気づきました。

洋一　今回もいろんな学びがありましたね。それではきょうはこれくらいで解散にしましょう。なにか問題提起などがありましたら、ふだん交流しているDiscordで教えてください。それでは、お疲れ様でした。

洋一はMacBook Airの画面を閉じて、ミーティングを終了した。

話すよりも聞く

オープンダイアローグが医学的なエビデンスも一定程度備えていて、医療や福祉の現場で少しずつ広がっている事実に、初めの頃はまず驚かされました。「ゆくゆく!」は他者との対話を進めるための理論と実践の両立をめざす集まりですし、自分と同じような悩みを抱えていたり、同じような将来の目標を持っている人が集まっているグループという感じがして、安心できる場所です。ほどよく緩い雰囲気も好きです。相談を聞くときは、まずは先入観なしに、フラットな気持ちで聞くように心がけています。リフレクティングでは、相談者に対する押しつけがましいアドバイスをしないように気をつけています。いずれにしても、じぶんが話すことよりも聞くことを優先している感じですね。「ゆくゆく!」でこれからもオープンダイアローグについて、たくさん学んでいきたいです。（しのぴー）

第二夜

人間関係の悩み

発達障害グレーゾーン

★ 相談者（話し手）　女神

イントロダクション担当　しまうま

ファシリテーター　ブニュエル

リフレクティングチームのリーダー　投げ輪

リフレクティングチームのメンバー

しまうま／あげもち／苺／ダンプ吉本

見学　洋一／ミスター／瓜子

きょうも一八時一五分がやってきた。五分前まで寝転がっていた洋一は、テーブルに置いてあるMacBook Airを操作して、Googleドキュメント上に記録してあったURLをクリックして、会議用ソフトウェアZoomを立ちあげる。スタッフがつぎつぎに入室してきて、表示名の最初に「♨」マークを入れる。洋一の場合なら「♨洋一」という感じだ。これはスタッフだという印。「ゆくゆく!」の「ゆ」を意味している。

集まってきたスタッフと手早く相談していく。洋一は、今回のイントロダクション担当、ファシリテーター、リフレクティングチームのリーダーについて、希望がないかと尋ねる。希望を聞いた上で、洋一は「今回はしまうまさんがイントロダクション担当、ブニュエルさんがファシリテーター、投げ輪さんがリフレクティングチームのリーダーということでお願いします」と話す。

一八時三〇分になり、洋一はZoomの待合室に集まっていた外部からの参加者を迎えいれる。いつもどおり、洋一は入室した人たちの表示名が予約したときの名前と一致しない場合に、Xでなんという名前を使っているか尋ねる。募集をXでやっているからだ。それが終わると、しまうまがZoomの「共有」ボタンを押して

「ゆくゆく！」のウェブサイトを画面に映しながら、グラウンドルールを読みあげていく。

1

この会はオンライン会議アプリを通じて、オープンダイアローグ的な対話実践を模索する集まりです。

2

この会は自助グループ、つまりなんらかの問題を抱えた当事者の互助会です。本会のスタッフと参加者の関係は対等です。

3

スタッフについては、プロの福祉支援者ではなく、相談者と同じく「悩める当事者仲間」だとご理解ください。支援者としての資格を持っている人も、持っていない人もいます。

4

スタッフか外部からの参加者かに限らず、全員がひとりひとり「安心安全な場を作る」仲間として対話する集まりです。

5

本会は「トラウマ・インフォームド・ケア」を重視しています。どの相談者にもトラウマ（心的外傷）があるかもしれないと想定して、それに二次被害を与えないように努力します。

6

対話を進めるのが困難と感じた場合、沈黙する、発言をパスする、退出するなどの自由があります。つらくなった場合には、自己判断で離席してください。そのあと戻ってくるのも、去ってしまうのも自由です。スタッフと参加者ともに、この権利が尊重されます。

7

本会のミーティングには守秘義務があります。誰それが参加していたとか、誰それがこんなことを言っていたという情報は口外禁止です。ＳＮＳ等での発信も避けてください。

8

オープンダイアローグの重要な理念として「不確実性に耐える」ということがあります。いつどんな時点でも予期しないことが起こりえます。動揺したとしても、そのことをほかの参加者に伝え、支えあいながら対処することが大切です。

9

リフレクティングは、リフレクティングメンバーの内輪で話すようなイメージでやり、話し手に向かって共感的でいつつも、直接的に語りかけないようにします。多声性に価値があるため、自分独自の視点をたいせつにして、思いや考えを正直に述べましょう。ただし相談者の否定、説教、押しつけがましい評価、断定などは避けてください。

しまうまはさらにミーティングの流れについて説明する。グラウンドルールの下に記されたかんたんなチャートを映しだし、しまうまは言葉を補いながら案内していく。

A

この「流れ」に関する説明が終わったら、自己紹介の時間になります。時間に限りがあるため、ひとこと・ふたことでお願いできたら幸いです。最初にスタッフから始めて、それから外部から参加してくれているみなさんにお願いします。

B

今回の話し手を決めます。この会に二回以上参加してくれた人で、まだ話し手になったことがない人を優先することになっています。今回は、前回も参加してくれた女神さんがぜひ話し手になってみたいということなので、ほかのみなさんから反対がなければ、そうさせてください。

C

ミーティングでは、まず女神さんが悩んでいることや困っていることについて話します。ファシリテーターが支援するので、安心してください。今回のファシリテーターはブニュエルさんです。時間は一〇分間となっています。

D

相談内容に対して、リフレクティングチームが一回目のリフレクティングをやります。今回のリフレクティングチームはリーダーが投げ輪さん、メンバーは私（しまうま）と、外部から参加してくれたあげもちさん、苺さん、ダンプ吉本さんです。リフレクティングというのは、かんたんに言うと、話し手の前で話し手について意見交換をすることです。そのあいだ、話し手の女神さんはカメラやマイクをオフにして、隣から観察するような心持ちでいてください。リフレクティングチームは女神さんに向かって話さないように注意してください。リフレクティングチームのあいだで内輪話をするように話すのがコツです。話し手が傷つきそうなことは言わないでください。その上で、じぶんの心にも嘘をつかないようにしましょう。時間は一〇分間です。時間の都合上、発言は短めでお願いします。

E

一回目のリフレクティングを受けて、話し手が一回目の応答をします。このときもファシリテーターのブニュエルさんが支援します。時間は五分間です。

F
その応答を受けて、二回目のリフレクティングをやります。これも五分間となっています。

G
二回目のリフレクティングを受けて、話し手が二回目の応答をします。これも同様に五分間です。

H
最後に全員で感想の共有をします。最初にリフレクティングチームが、それからファシリテーターが、最後に話し手が語ります。これでミーティングは終了となります。

しまうまがグラウンドルールとミーティングの流れについて語るのを聞きながら、洋一は「今回は見学だから気楽だな」と思っている。ファシリテーターを務めるブニュエルさんは、少し慌てんぼうの傾向があり、ちょっとしたことであたふたしてしまうが、この会のスタッフになった頃から格段にうまくなっている。リフレクティングチームのリーダーを務める投げ輪さんは、数ヶ月前にスタッフになったばかりなので、まだ頼りないところはあるにせよ、飲みこみの早い人なので、大きな混乱は発生しないだろう。「どんなミーティングになるか楽しみだ」と洋一は思いつつ、ファシリテーターのブニュエルが話すのに耳を傾けている。

ブニュエル　それでは、きょうは女神さんに話し手をお願いします。女神さんは、カメラをオンにするかオフにするか、どちらが良いでしょうか。女神さんの希望になるべく合わせる、ということで決めたく存じます。女神さんがカメラをオンにしてミーティングを進めてほしいと思うなら、この場にいる人はなるべくそうする、オフにしてミーティングを進めてほしいと思うなら、やっぱりなるべくそうするということです。「なるべく」ということで、絶対や強制ではありません。

★女神　そうですね。私はオフでお願いしたいです。

ブニュエル　それでは今回は、みなさん、カメラをなるべくオフでお願いします。ただし、じぶんはどうしてもカメラに映っていたいという人は、オンのままでも大丈夫です。

ブニュエルは、参加者たちのカメラがオフになっていくのを確認し、女神に向かって「それでは女神さん、お話をお願いできるでしょうか」と促す。女神はつぎのように語っていく。

★女神　私はXでは「きんぎょ」という名前を名乗っていて、前回もその名前で参加したんですが、今回は「女神」と名乗っています。じぶんでじぶんのことを「女神」と名乗るのは図々しいという印象を与えるかもしれないですが、旧姓が「三上」なので、学生時代にそれをもじって、友だちから「女神」って呼ばれていたということなんです。

話すことは得意じゃないので、うまく話せる自信はありません。夫が大阪出身で、こちらに越してきて一〇年になります。私自身は東北出身です。子どもは九歳と六歳。上が女の子、下が男の子です。子育ても含めて、生活でたいへんな思いをしてきました。目の前のことをやるので精一杯になってしまって、いつも生活に追われているような気分です。

最近だと家族ぐるみでキャンプをする機会がありました。でも楽しみたくても楽しめないんですね。ママ友たちは和気藹々《あいあい》としてるんですけど、私は交じれなくて。夫は気遣ってくれるんですけど、私が変わってくれたらいちばんありがたい、と思っているはずです。

以前はソーシャルワーカーとして働いていたんですけど、復職するために何かしたいと思いながら、何も手をつけておらず、という状況です。でもソーシャルワーカーになったのも、もとは親の希望で、じぶんとしては苦手意識がありました。ママ友と違って、利用者さんたちとのあいだに距離感を保てるので、なんとかやれていたという感じです。

うまくやれてると感じることは少ないけど、大失敗とかがたくさんある人生ではないです。だから私は器用貧乏なタイプなのかなって思ったりします。でも大成功の経験もないので、じぶんはどうしてこんなにふつうの人ができることができないんだろうなって悩んでしまって。うまく行かなかったときの記憶がフラッシュバックしたり。感情の制御が効かなくなって、顔や態度に出てしまうときがあります。それでさらにまわりから孤立してしまう。
二、三年前に発達障害のことを知って、ネットで調べてみたら、「これはじぶんのことじゃないかなあ」と思って、検査を受けに行ったんですけど、「傾向はあるけど違う。グレーゾーンだ」という診断でした。そのあと愛着障害のことも知って、親との関係が悪かったら、発達障害みたいな症状が出ると知ったので、いまはそれかもしれないと思っています。親との関係は実際に悪かったです。

やる気の出るときと出ないときの差が大きいです。我慢して人間関係を維持していることが意識されてつらいです。行きづまり感があって、つらいです。挑戦することが怖くて。家族と同じ船に乗っている人生だから、じぶんのことは二の次、三の次になっています。この人生で何がしたいのか、よくわかりません。いつも夫に責められている気がして胸苦しくなります。

ブニュエルが「女神さんは話しべたとおっしゃっていましたが、ぜんぜんそんなふうには感じませんでした。とても悩んで考えてこられたと思います。それではリフレクティングに移りましょう」と語り、投げ輪が進行を受けつぐ。

投げ輪　それでは私から話しますね。女神さんが、毎日の生活のなかで安心できる時間があれば良いなと思いました。苦手意識があったソーシャルワークの仕事とか、大阪での生活とか、ママ友との関係に向きあってきて立派だと思いました。

しまうま　女神さんは感情が顔つきや態度に出がちで、それで状況が悪化するとおっしゃっていましたが、しゃべり方を聞いていると、「そうなのかな？」と思いました。とても自制心が強いと感じました。カメラがオフなので表情のことはわかりませんが、よくがんばっている方なんだなと思います。

苺　私の話ですが、私も人間関係に困っていたことがあったんですが、ＳＮＳでつながった趣味のオフ会に参加するようになって、人を信じる気持ちが戻ってきました。そしたらメンタルが安定傾向になりました。**もし女神さんにそのような人間関係がないのでしたら、そのような突破口もあると伝えておきたいです。**

ダンプ吉本　涙まじりの声に聞こえて、とてもつらそうでした。同情しながら聞いていました。あまりたいしたことを言えなくてすみません。

対話のツボ

うまく行ったじぶんの事例を参考として共有する際、押しつけがましい響きを帯びるのを避ける配慮は大切です。この箇所のような言い方であれば「こういうケースがあった（が、それをどう受けとるかはあなたの自由ですよ）」という優しさのこもった発言を提供することができます。

あげもち　ご両親との関係が悪かったとおっしゃっていたので、無理のない範囲でどんなことがあったのか知ることができれば、と思いました。いま行きづまっていると気づいたこと自体が素晴らしいと思います。それから、発達障害のグレーゾーンは、病院やクリニックを変えたら、発達障害そのものだという診断がおりるのはよくあることなので、ドクターショッピングをしても良いのかなと思いました。

投げ輪　最後に少しまた話します。**女神さんは器用貧乏だとおっしゃっていましたが、それは基礎能力が高いということかもしれないなって思いました。**難しい状況にも適応ができてきたんじゃないでしょうか。

対話のツボ

相談者はじぶんのことを「器用貧乏」と否定的に表現したものの、それを「基礎能力の高さに関係するのでは?」と肯定的な形に変えて、問題提起しています。このような暗い印象の捉え方を明るい印象の捉え方に変更する技法は、認知行動療法で「リフレーミング」と呼ばれています。「じぶんは怠け者だ」と発言した人に「せかせかしていないということですよね?」、「じぶんはルーズだ」と発言した人に「おおらかなんですね!」と声をかけることは、相談者にさまざまな気づきを与えます。もちろん、押しつけがましくならないように注意する必要はあります。

しまうま　ぼくも最後にひとこと。ぼくは無理をしすぎて、気がついたらパンクしていたという過去があります。睡眠障害になって、ずっと眠れなくなってしまい、仕事もできなくなりました。女神さんが早くにケアを受けられる環境を手に入れてほしいと思います。

投げ輪が「それではブニュエルさん、またお願いします」と言い、ブニュエルが「はい、それでは女神さん、応答してください。答えたくないことは答えなくて大丈夫ですよ。無理のない範囲でお願いします」と声をかける。女神がふたたび話しはじめる。

★女神　みなさん、ありがとうございます。お聞きしたことを頭でどう処理して良いのか、あまりわかりませんが、話してみます。

私の説明はへただったなって思うんですけど、ちゃんと伝わっているように感じて、安心しました。それから独特な感動があります。リフレクティングの感覚って、こういう感じなんですね。いままでに経験したことがない感触です。

じぶんではずっと逃げてると思ってきたけど、向きあってるという見方をしてもらえて、ほんとうはそうだったのかもしれないって、「はっ」としました。そういうふうに見てくださる人もいるんだと驚きました。やってきたことが無駄じゃなかったのかなって感じました。大阪に来る前は東京で働いていて、ずっとそちらにいたかったという思いがあったんです。それか東北の地元に戻りたかった。大阪に来て、そういう思いが報われなかった、という残念な思いが強かったので、それを悶々《もんもん》と抱えていました。

話すことは大切だなと思いました。ふだん話を聞いてくれる人がいないんです。ママ友の村社会には入っていけないですし、家庭についてのネガティブな話はすぐに広まるから、口に出せません。夫は私に変わってほしいと思っているから、相談できないし。SNSで知り合った人とのオフ会というのは、良いと思いました。

親との関係は、具体的には言えませんが、今はなるべく連絡を取らないようにしています。そういう意味では地元から遠く離れていることにメリットもあることに気づきました。話しているうちに、気づかなかったことに思いあたるって、やっぱりあるんですね。

ドクターショッピングは検討してみたいと思います。

ブニュエルが「それでは投げ輪さん、またリフレクティングをお願いします」と話し、投げ輪が進行を引きうける。

投げ輪　それでは二回目のリフレクティングをやっていきましょう。

私から話しますけれども、できそうなことを無理のない範囲でやっていくと、気が楽になるかもしれないと思いました。もし可能だったら、いまお仕事をなさっているのか、なさっているとすると、どんなお仕事なのか聞いてみたいと思いました。

しまうま　女神さんが、ぼくたちの発言に感動してくれて、こちらとしてもうれしいと感じました。最初にお話しされたときに、発達障害や愛着障害の話が出ていましたが、ぼくも発達障害の考え方に出会って、診断を受けることができたので、そのときにはほっとしました。女神さんもフラッシュバックで苦しんでおられて、トラウマ関係の症状ということになると思うので、改めて精神科を受診してみても良いのかと思いました。

あげもち　私自身の人生を振りかえって思うのですが、焦っているときこそ、コツコツとひとつのことを積みかさねていくのが有効だったと記憶しています。苦手な人や状況があったら、細かく分析して、できることだけやっていく、というように対応すると楽になりました。

苺　迷っているときは、ゴールの設定が重要かなと思います。女神さんが将来に向けてどういう目標をお持ちなのか、聞いてみたいです。それから、大阪移住がなかったらどういう人生になっていたと思うかについて、聞いてみたいです。

ダンプ吉本　**私はあまり想像力がなくて、どういうことを言ったら良いかわからないんですけれども、女神さんの受け答えが誠実な印象で、胸を打たれました。**私も相談者になったら、女神さんみたいにやりたいなと思いました。

投げ輪が「それではブニュエルさん、お願いします」と言い、ブニュエルが「はい、それでは

対話のツボ

あまり気の利いたことが言えないと感じた場合は、単純な印象や、単純な感想をリフレクティングで話すのもありです。そのような感想だって、リフレクティングを豊かにするポリフォニーの重要な構成要素です。

女神さん、また応答をお願いいたします」と声をかける。女神が改めて話しはじめる。

★女神　みなさん、ありがとうございます。

仕事はいまは、日中のコンビニで働いています。ソーシャルワーク関係のもっと本格的な仕事に復帰したいという思いはあるけど、いまの状態では難しいと感じています。じぶんにはストレスが大きいと思って、パートの仕事にしたんです。

じぶんのゴールについて、漠然としていて、本気で考えたことがありません。そうですね、それでずっと逃げているという気持ちになったのかもしれません。ソーシャルワーク関係の資格をもっと増やすとか、そういう勉強をして、まずはじぶんの人生の目標について気持ちを定めるのが先かなと思いました。

うまく言葉で言いあらわせないんですが、ずっと生産的なことをやってこれなかったという思いが強いんです。じぶんはいつも「足りていない人間」だと思ってやってきました。でもみなさんのリフレクティングを聞いていると、そうじゃなかったかもしれないという感じがしてきました。方々から応援されている気分というか。

ずっとパンクしながら走っている車の気分でしたが、その認知が少し変わりました。明日からがんばろうと思えました。
　受け答えの仕方が誠実だと言ってもらえて、うれしかったです。私の話し方は拙かったと思いますが、少しでも参考になったのなら、話した甲斐《かい》があると思いました。

　女神が話しおわるのを聞いて、ブニュエルが発言を始める。

ブニュエル　それでは全員で感想を言っていきましょう。まずリフレクティングチームのスタッフから、そのつぎにリフレクティングチームの残りの方々、ついで私、最後に女神さんという順番です。
投げ輪　あまりじぶんに合わないと感じる土地での生活、非常にレベルが高いことをなさってきたと思います。私の身近にも発達障害の傾向のある人が何人かいるので、その苦労を想像しながら聞いていました。
しまうま　ぼくは自閉スペクトラム症と診断されていて、まじめすぎるなど極端な傾向があるので、それを相対化しようとがんばってきました。リフレクティングに含まれているアドバイス的な部分で、鬱陶しいと思ったことに関しては、無視してくださって大丈夫ですから、どうかご無理がないようにお願いします。

苺　夫さんは大阪の人なので、逆に女神さんの地元の東北や、前に住んでいたという東京は合わないと感じることがあるんじゃないかと思います。ですから、もっと女神さんの夫さんが、女神さんの悩みについて理解してあげたら良いなと思いました。押しつけがましく聞こえてしまっていたら、すみません。

あげもち　オープンダイアローグに参加したのは初めてなんですが、とても独特な空間だなと思いました。ちょっと面食らいましたが、心地良かったです。じぶんの発言の仕方で良かったのかどうか不安ですが、できればまた参加してみたいと思います。

ダンプ吉本　**ほとんどちゃんとしたことを言えなかったですが、この場に参加できて、参加者のひとりとして声を出せたことをうれしく思います。**私が発言したことに関して応答もあって、それだけでもうれしく感じました。

ブニュエル　ファシリテーターの私の番ですね。私も女神さんのパートナーが、もっと女神さんに寄りそってあげてほしいと思いました。でも、恋人同士や夫婦というのは、もしかしたら悩み相談に最適の相手ではないのかもしれません。そういう場合に「ゆくゆく！」のような自助グループを利用することができます。自助グループでは、参加者は基本的に「その場だけの人間関係」で結ばれるので、後腐れがないというメリットもあるんですね。ですから、女神さんにはぜひまた「ゆくゆく！」に参加してほしいと思っています。

★女神　誰かにこの苦しみを理解してほしいと思っていたので、きょうは話し手になれて、ほんとうに助かりました。短い時間で、これまでよりずっと明るい気分になれました。話を聞いてもらえて、認めてもらえて、じぶんなりにがんばってきて良かったなと思いました。話すことで、それまで考えてこなかった選択肢

対話のツボ

オープンダイアローグ的対話実践のリフレクティングでは、さまざまな声が多層的に響きあうというポリフォニーこそが要点。ですから「ちゃんとしたこと」を話さなければいけないと、じぶんを追いつめる必要はありません。相談者を含めてほかの参加者に配慮しながら、じぶんなりに誠実な言葉を口にできていれば、それ自体に価値があるのです。

が見つかるのも驚きでした。

前回参加したときに、リフレクティングを受けるときに不思議な気持ちになるという感覚がよくわからないということを言いましたが、実際に受けてみると、よくわかりました。なんだかいろんな声が天使になって自分のまわりで踊っているようで、幸福な気持ちに包まれます。これは受けてみないと、なかなかわからないと思いました。

きょうはほんとうにありがとうございました。

ブニュエル　それでは洋一さん、最後の挨拶をお願いします。

洋一　はい。みなさん、今回のミーティングはこれで終わりです。「ゆくゆく！」では随時スタッフを募集しています。じぶんも運営する側に回ってみたいと思われた方は遠慮なくXのDMで教えてください。これで、今回のミーティングは終了です。これからスタッフだけで打ちあわせをやるので、外部から来られたみなさんは退出してくださいましたら幸いです」

外部からの参加者が退出しおわると、スタッフミーティングが始まる。ここには、オープンダイアローグ的対話実践のあいだ見学していたスタッフたちも加わる。洋一、ミスター、瓜子の三人だ。

洋一　きょうはブニュエルさんがファシリテーターを務めたので、スタッフミーティングもブニュエルさんに進行をお願いしますね。

ブニュエル　はい。みなさん、きょうのミーティングはどうでしたか。私も母親としてママ友との関係に苦労することがあったので、親近感を抱きながらファシリテーションをしていました。

しまうま　前回のスタッフミーティングでアドバイスについて話しあいましたよね。あれからずっと考えていたのですが、アドバイスをしないというのは、オープンダイアローグの「七つの原則」にある「不確実性に耐える」にも関係があるのかなと思うようになりました。かんたんにアドバイスをするのは、不確実性に耐えていないということじゃないかなと。

洋一　一応、基本的なことから整理しておきましょう。オープンダイアローグには「七つの原則」と呼ばれているものがあるんですね。**―1―即時対応、―2―社会的**

ネットワークの視点を持つ、｜3｜柔軟性と機動性、｜4｜責任を持つこと、｜5｜心理的連続性、｜6｜不確実性に耐える、｜7｜対話主義です。[*1]ただし「ゆくゆく！」では、病院としてでなく、自助グループとしてオープンダイアローグ的な対話実践をやっているため、この七つの原則をすべて守れているわけではありません。他方で、「不確実性に耐える」は「ゆくゆく！」のグラウンドルールにも採用しています。八番目のルールに書いてあることをもう一度確認すると、「オープンダイアローグの重要な理念として『不確実性に耐える』ということがあります。いつどんな時点でも予期しないことが起こりえます。動揺したとしても、そのことをほかの参加者に伝え、支えあいながら対処することが大切です」とあります。

しまうま　はい、補足してくださってありがとうございます。

洋一　しまうまさんの話を聞いて、なるほどな、たしかにアドバイスをするのは「不確実性に耐える」を破っているときが多いなと思いました。

投げ輪　ある本を読んでいると、オープンダイアローグでは「問題解決モード」でなく「ダイアローグモード」で臨むほうが良いと論じられていました。[*2]前者は問題解決を焦点として話すことで、ダイアローグモードは、対話を継続させること自体を目的として話すことだそうです。オープンダイアローグ的対話実践では、とくに後者を意識したいなと思いました。

ミスター　私もオープンダイアローグの本を読んでみたんですが、「治療は副産物（廃棄物）」という考え方が示されていますよね。*3 **対話を続けること自体を重視して、そこから偶然的に治療効果が発生する場合があるけれども、それ自体を目的にしないという方針だそうですね。**それがオートポイエーシス、つまり生命体の自己組織化のイメージにつながっていくようです。*4

洋一　そう考えると、オープンダイアローグはサッカーを変形させたゲームのようなものになるね。ふつうのサッカーだと、パスを回しながら最終的にはゴールに向

対話のツボ

一般的な会話、対話、悩み相談などでは、「結論を出すこと」「解決策を提示すること」がゴールになっていることが多いですよね。ところがオープンダイアローグでは、早くゴールにたどりついて対話を終わらせるのではなく、対話自体が続くというところに価値を置いています。ですから、対話が明確なゴールに行きついてしまうと、それは対話の豊かさを損なっていると考えるのです。

かってシュートすることが目的になるけど、オープンダイアローグの場合、あるいはオープンダイアローグ的対話実践の場合、延々とパスを回しつづけて、それに徹すれば得点が入る、逆にゴールに向かってシュートしてしまったら失点したことになるという、サッカーを変形させたゲーム。

瓜子 なるほど、いまの「変形サッカー」の喩《たと》えで、オープンダイアローグのイメージがよりわかりやすくなりました。私は今回のミーティングに参加していて、オープンダイアローグの本に「生は音楽そのものだ」と書いてあったことを思いだしていました。[*5] オープンダイアローグでは参加者の発言がバラバラのままに響きあうから「ポリフォニー」と言われるわけですけど、そもそも生きるということが音楽そのものかもなと思うようになってきました。

洋一 うん。そういう意味では「生命」や「精神」と「リズム」の関係を探求したルートヴィヒ・クラーゲスの『リズムの本質』なんかを読みなおしてみることも価値がありそうだな。クラーゲスの思想はナチズムに通じる面があるとも言われていて、取り扱い注意なんだけど。

ブニュエル 昔は私、「私も洋一さんの意見に賛成で、云々《うんぬん》」とか「私は洋一さんの言うとおりだと思います」なんて、よく発言してしまっていて、洋一さんから「そうやって声を重ねるのは、ポリフォニックじゃないからやめましょう」って、たしなめられてました。「同じ意見であっても、じぶん自身が立っている別の立場からじぶんならではの声を出しましょう」って言われて。「そうしたら同じ意見でもポリフォニーになるから」って言われましたね。

洋一　そうでした。ポリフォニー（多声性）というと、一般にハーモニーのイメージを持たれがちなんですよね。調和してハモっている状態。でもそれはホモフォニー（等声性）や「モノフォニー」（単声性）と同じく避けなければならないものなんです。ハーモニーでなく、モノフォニーでもなく、ホモフォニーでもなく、ポリフォニーというわけです。

投げ輪　そう言えば、「ゆくゆく!」ではファシリテーターが活躍する範囲が制限されていますよね。ほかのオープンダイアローグ的対話実践をやっているグループでは、イントロダクションもリフレクティングチームのリーダーもファシリテーターが兼任していることがほとんどだと思います。

洋一　ええ。私が「ゆくゆく!」を立ちあげたとき、もっとも重視したのが「ファシリテーターの独裁を認めない」ということでした。オープンダイアローグ的対話実践と言いつつ、ひとりのファシリテーターがその場を支配してしまう状態が起きている、つまり出来の悪いカウンセリングのようになっているミーティングをたくさん体験したことがあったんです。ですから、イントロダクション担当、ファシリテーター、リフレクティングチームのリーダーは別々の人が担当するという設定を「発明」することにしました。

投げ輪　なるほど。イントロダクションの部分の声とファシリテーションの声が分かれているのはポリフォニックな印象がありますね。イントロダクションが終わったら、その担当者がリフレクティングチームのメンバーになるというのも合理的な気がします。

洋一　ええ。イントロダクション以外にやることがなかったら、暇すぎますからね（笑）。

瓜子　女神さんが、リフレクティングの体感を理解できたとおっしゃっていたのも、とても良かったです。たぶんオープンダイアローグでは、「聞くことと話すことを分ける」ことによって、いつも以上に聞くことができて、いつも以上に話すこともできる、ということに関係があると思うんですけど。

しまうま　それに関連することだと思いますが、オープンダイアローグでは参加者間に発生する「水平的対話」と同時に、ひとりの参加者がじぶんとの内的対話を進める「垂直的対話」が発生するという議論がありますね。*6

瓜子　洋一さんは、以前から「ゆくゆく！」のオープンダイアローグは何重にもリフレクティングと応答をやるので、「波打つ対話」をイメージしていると言ってましたね。それで考えたのですが、さらにその往復を増やすようなチャートを作ってみても良いでしょうか。

洋一　ええ。それはもちろん歓迎です。現状では最初の相談、第一のリフレクティング、第一の応答、第二のリフレクティング、第二の応答とありますが、さらに最後の感想共有でも、まず相談者以外の人が話して、最後に相談者が話すから、この部分もリフレクティングとその応答のようなものになっているんです。何度も波が寄せては返すわけです。これがさらに強化されるとなると、とても楽しみです。

ブニュエル　それではみなさん、ほかにまだ発言したい人はいますか。大丈夫ですか。いないようですから、これで終わりましょう。

洋一　はい。それではみなさん。きょうはこれで終わりです。またお会いしましょう。

洋一はMacBook Airの画面を閉じて、ミーティングを終了した。

スタッフが場を作る

「ゆくゆく!」では、スタッフがともに場を作っていっているように感じます。じぶんが主宰しているべつの会や、ほかの人がやっている会では、中心的な人物がある程度の方向性を決めている感じがするのと対照的です。

「ゆくゆく!」は、トラウマ・インフォームドな振るまいを意識しやすい場所としても、大事にしています。マコトさん〔注：横道の自助グループでの呼び名〕ほか、対話への理解が深い方の意見や言葉も聞くことができます。

「ゆくゆく!」での対話実践は、音声のみで進行することが多いので、スタッフを含む参加者のみなさんに安心して参加してもらえるように、とくにじぶん自身がしっかりとした安心感を持って、ゆったりと落ちついた口調で話すように気をつけています。　（きいちゃん）

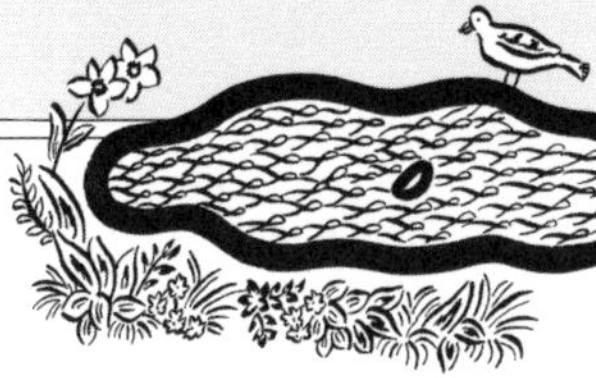

第三夜

孤独という悩み

トラウマの扱い方

★ 相談者（話し手）　サザンナイツ

イントロダクション担当　瓜子

ファシリテーター　しまうま

リフレクティングチームのリーダー　ミスター

リフレクティングチームのメンバー

瓜子／本棚／サバービア／パキケファロ

見学　洋一／ブニュエル／投げ輪

さあ、一八時一五分が来た。洋一がいつものようにＺｏｏｍを立ちあげる。「ゆくゆく！」が始まった頃、洋一の大きな目標として、「絶対的な中心がいない」自助グループを作るということがあった。それで設立者の洋一自身が毎回オープンダイアローグ的対話実践のミーティングに出るのも良くないのではと思い、しばしばほかのメンバーにＺｏｏｍの立ちあげを依頼し、じぶんはミーティングに参加しないという選択をしていた。

しかし、この方針はどうしてもうまく行かなかった。なるほど、オープンダイアローグ的対話実践のミーティングでは、「絶対的な中心がいない」ということは重要かもしれない。それが「ポリフォニー」の理念に叶っているからだ。しかし自助グループという組織が自由に離合集散できるものであってほしいと願っても、たとえば洋一以外のメンバーが運営に困難を覚えたとき、どうすれば良いのかわからなくなってしまうという事態が頻発した。洋一が最終的な責任者として毅然《きぜん》と対応するというのが、結局はもっとも明快な解決になるということがわかってきた。

現代的な自助グループの起源にあたるアルコホーリクス・アノニマスなど、「アノニマス系」や「12ステップ系」と呼ばれる自助グループでは、神ないしハイヤーパワーと呼ばれる存在を信じるように参加者に求め、メンバーの誰かが中心人物になることを戒めている。それによって民主的な体制が確保されているのだが、現実にはやはり一部のメンバーが管理運営の責任を過重に負担し、ほかのメンバーはいわば「ただ乗り」をするという「フリーライド」問題が発生しがちだ。

洋一としては、この「フリーライド問題」を解決したかったのだが、しかし「ゆくゆく！」ではそのような問題は発生せず、実際にはそれぞれのスタッフが意欲的に連携しながらグループを支えているという現状がある。それで洋一は、「漠然とした『みんな』ないし『ほかの誰か』に無責任に委ねるよりもじぶんで責任を持って管理したほうが有益」と割りきって、現在では明確なリーダーシップを取るようになっている。そうでありつつもいつかより良い解決が得られないものかと思案しているのだけれども。もしかしたら、スタッフがもっと増えたら、状況ががらっと変わるのかもしれない。

今回は瓜子がイントロダクション担当、しまうまがファシリテーター、ミスターがリフレクティングチームのリーダーと決まった。

一八時三〇分になって、洋一が外部からの参加者の名前を確認したあと、瓜子が

「ゆくゆく!」のウェブサイトを画面に映しながら、グラウンドルールを読みあげていく。

1

この会はオンライン会議アプリを通じて、オープンダイアローグ的な対話実践を模索する集まりです。

2

この会は自助グループ、つまりなんらかの問題を抱えた当事者の互助会です。本会のスタッフと参加者の関係は対等です。

3

スタッフについては、プロの福祉支援者ではなく、相談者と同じく「悩める当事者仲間」としてご理解ください。支援者としての資格を持っている人も、持っていない人もいます。

4

スタッフか外部からの参加者かに限らず、全員がひとりひとり「安心安全な場を作る」仲間として対話する集まりです。

5

本会は「トラウマ・インフォームド・ケア」を重視しています。どの相談者にもトラウマ(心的外傷)があるかもしれないと想定して、それに二次被害を与えないように努力します。

6

対話を進めるのが困難と感じた場合、沈黙する、発言をパスする、退出するなどの自由があります。つらくなった場合には、自己判断で離席してください。そのあと戻ってくるのも、去ってしまうのも自由です。スタッフ、参加者ともに、この権利が尊重されます。

7

本会のミーティングには守秘義務があります。誰それが参加していたとか、誰それがこんなことを言っていたという情報は口外禁止です。SNS等での発信も避けてください。

8

オープンダイアローグの重要な理念として「不確実性に耐える」ということがあります。いつどんな時点でも予期しないことが起こりえます。動揺したとしても、そのことをほかの参加者に伝え、支えあいながら対処することが大切です。

9

リフレクティングは、リフレクティングメンバーの内輪で話すようなイメージでやり、話し手に向かって共感的でいつつも、直接的に語りかけないようにします。多声性に価値があるため、自分独自の視点をたいせつにして、思いや考えを正直に述べましょう。ただし相談者の否定、説教、押しつけがましい評価、断定などは避けてください。

瓜子はさらにミーティングのチャートについて説明する。今回から瓜子が新たに考えたチャートで対話実践を進めることになった。うまく行かなければ、また元に戻すなり、べつのチャートを考えるなりすれば良いのだから、洋一はこのような新機軸の導入に対して積極的に賛成することにしている。瓜子の声が聞こえてくる。

A

この説明が終わったら、自己紹介をしていきます。時間に限りがあるため、できるだけ短くお願いしています。まずはスタッフからで、そのあと外部から参加してくれているみなさんにお願いするという順番です。

B

今回の話し手を決めます。この会に二回以上参加してくれた人で、まだ話し手になったことがない人を優先することになっています。もし良かったら、希望する人は自己紹介のときに申し出てくださったらと思います。

C

ミーティングでは、まず話し手になった方が悩みごと・困りごとについて話します。ファシリテーターが援助していく形になります。今回のファシリテーターはしまうまさんです。時間は一〇分間となっています。

D

相談内容を受けて、リフレクティングチームが一回目のリフレクティングをやります。今回のリフレクティングチームはリーダーがミスターさん、メンバーは私（瓜子）と、外部から参加してくれた方のうち、話し手になっていない人です。リフレクティングというのは、ざっくり言うと、話し手の前で話し手について意見交換をするというものです。リフレクティングのあいだ、話し手の方はカメラやマイクをオフにして、少し離れた場所から観察するような気持ちでいてください。リフレクティングチームは話し手の方に向かって話さないように注意してください。リフレクティングチームのあいだで内輪話をするように話すのが大切です。話し手が傷つきそうなことは言わないようにしましょう。お盆の上にいろんなアイデアを載せていく感じで話すと良いと思います。時間は一〇分間です。短めに発言するのがポイントです。

E

一回目のリフレクティングに対して、話し手の方が一回目の応答をします。ファシリテーターのしまうまさんが支援します。時間は五分間です。

F

その応答に対して、二回目のリフレクティングと二回目の応答をやります。時間はやはり五分間ずつです。

G

さらに三回目のリフレクティングと三回目の応答をやります。時間は同じく五分間ずつ。この三回目をやるというのは、今回のミーティングからの新しい試みです。

H

最後に全員で感想の共有をします。最初にリフレクティングチームが話して、それからファシリテーターのしまうまさんが話します。最後に話し手の方がしゃべって、終わりとなります。

瓜子が以上のように話したあと、しまうまがファシリテーターとして進行を受けつぐ。自己紹介を進めてみても、最初は誰も話し手になるのを希望しなかったが、サザンナイツが「ほかに誰もいないのでしたら、私が話してもよろしいでしょうか」と口を開く。しまうまが「本棚さん、サバービアさん、パキケファロさんがそれでよろしければ、サザンナイツさんにお願いしようと思うのですが、よろしいでしょうか」と言う。三人とも「いいね」のマークで意思表示をしたので、しまうま

トラウマの扱い方

は「それでは今回はサザンナイツさんにお願いしましょう」と言う。

しまうま　サザンナイツさんは、カメラをオンにするかオフにするか、どちらが良いでしょうか。「ゆくゆく！」では話し手の希望になるべく合わせる、ということでやっています。サザンナイツさんがカメラをオンにしてミーティングを進めてほしいと思うなら、この場にいる人はなるべくそうする、オフにしてミーティングを進めてほしいと思うなら、やっぱりなるべくそうするという考え方です。

★サザンナイツ　それではオフでお願いします。

しまうま　それでは今回は、みなさん、カメラをなるべくオフでお願いします。ただし強制や絶対ではありません。オンのほうが良い人は、そのままでお願いします。はい、ではサザンナイツさん、お話をお願いします。

★サザンナイツ　ぼくは孤独感が強い人生を送ってきたと思っています。困っていることは、トラウマがとても疼《うず》くということですね。具体的には嫌なことをとつぜん思いだしたり、悪夢にうなされるのが怖くて、なかなか寝つけなかったりします。家庭環境が悪かったわけではありませんが、大学生のときにとつぜん友人たちから仲間外れにされて、どこか暗い場所に放りだされたような気分になってしまう、という出来事を経験しました。追い討ちをかけるかのように、当時交際していた女性が浮気をして、別れることになりました。それで人間不信がどっぷり深まってしまったという感じです。

年齢がかなりあがっていたので親に相談しづらく、何年もじぶんだけで抱えこんでしまって、仕事をしていても、急に虚しい気分になるんです。この人たちにもいつ裏切られるかわからない、って思ってしまって。対人関係が難しくなって、とくに多人数の人としゃべっていると、それぞれの人の気持ちを読もうとしてしまうので、疲れはてます。人の心を過剰に読もうとするのは、見捨てられるのが怖いからです。

じぶんでは、すっかり自尊心が低くなってしまった気がします。利用してくる相手でも関係をうまく切れない。嫌われたくないと思って、相手の表情や身振りを読もうとしすぎて、「重たい」なんて言われたり。

だいたいそんなあたりの悩み、ということになります。

しまうま　まだ少し時間があるので、尋ねても良いですか。家族の情報について、ご負担でない範囲で教えていただけると幸いです。

★サザンナイツ　親から独立してひとりで暮らしています。恋人ができそうになるときはあるけど、疑ってしまったりして、うまくいきません。学生時代のトラウマを引きずっている感じです。

しまうま　ありがとうございます。**ちなみにいちばんつらかった時期を「1」、いちばん楽しかった時期を「10」とすると、いまはどのくらいかお聞きしてもよろしいでしょうか。**

★サザンナイツ　そうですね。いちばんつらかったのは、さっき話した大学時代とい

対話のツボ

相談者の心身の状態がいまどのような状況なのか、数値的指標を提示して尋ねています。過去と比べて、相談者が現状を客観的に見つめるためのヒントを与えることができます。もちろん、相談者が答える数値が自身の状況を正確に把握している保証にはなりませんけれども、相談者が現実に体験している主観を知るためのヒントを得られるだけでも、実りある対話への補助線を引くことになるのです。

うことになります。人間関係が無茶苦茶になっていたときに「1」だったと思います。「10」はその問題が起こる直前くらいですね。第一志望の大学にも入れて、友だちに恵まれて、勇気を出して告白して恋人もできて、順風満帆に感じられていました。いまはだいぶ盛りかえしてきたけど、元気いっぱいにはほど遠いから「4」くらいでしょうか。幸せか不幸せかで言えば、不幸せだと感じています。

しまうまが「それでは頃合いでしょうかね。リフレクティングに移りましょう。ミスターさんお願いします。サザンナイツさんは目をつむって、耳を傾けるようにしてくださると良いと思います」と発言する。ミスターが進行を受けつぐ。

ミスター　とてもつらい経験を話していただいて、胸を痛めながら聞いていました。それにもかかわらず落ちついたしゃべり方だったので、立派な方だと思いました。だいぶ回復してきたとのことですが、サザンナイツさんの気持ちがさらに落ちつくことを祈っています。

瓜子　サザンナイツさんの率直な話しぶりに感銘を受けました。じぶんが体験した状況を俯瞰《ふかん》しているような印象を受けました。もしかしたら明晰《めいせき》に世界を体験しながら生きているから、かえっていろんなことが見えすぎて、つらくなっている部分もあるのかな、なんて思ったりしました。

本棚　三人以上での会話は、発達障害の私にも難しいです。ですから、多人数が集まる場には、なるべく行かないようにしています。トラブルになったというかつてのお友だちや恋人とは、現在どうなっているのか、つらくなければお話ししてほしいと思いました。

パキケファロ　私がサザンナイツさんの立場だったら、耐えられただろうかと思いながら聞いていました。友だちグループとうまく行かなくなった時期も、恋人とうまく行かなくなった時期もありますが、同時期にどっと襲ってきて、混乱のるつぼに置かれたことはありません。それを耐えてこられたサザンナイツさんに敬意を表したいと思います。

サバービア　自助グループだと、依存症者向けとか、アダルトチルドレン向けとか、発達障害者向けとか属性ごとに分かれていることがほとんどですが、当事者研究会やオープンダイアローグ的対話実践をやっているグループは、この「ゆくゆく！」

もそうだと思うのですが、「どんな悩み相談でもＯＫ」ということが多いので、そういう場所をたくさん活用して、胸のうちを吐きだしていくことをお勧めします。

ミスター　そろそろ時間ではありますが、発言します。サバービアさんと同じお勧めを私からもします。「ゆくゆく！」に定期的に参加して、ストレスを解消していくことをご検討いただければと思います。

ほかに発言したい人はいませんか？　瓜子さんが挙手のサインを出していますね。ではお願いします。

瓜子　すみません、よろしかったら、いまおいくつくらいか教えていただければと思いました。声の感じだと、若い方だろうと思ったのですが。

ミスター　ほかに発言したい人はいませんか。いないようですね。それではしまうまさん、お願いします。

しまうまがミスターから進行を受けつぎ、話しはじめる。

しまうま　それではサザンナイツさん、応答をお願いします。答えたくないことは答えないで大丈夫ですよ。ご不快なことは避けながら、自由にしゃべってみてください。

★サザンナイツ　ありがとうございます。あたたかく受けとめてもらえて、うれしく感じています。最近は本を読んだり、当事者研究のグループに参加したりしながら、自己理解を深めているところです。そういうトラブルにあったじぶんに、もともとなにか深刻な人格上の問題があったんじゃないだろうか、って気になって。でも、よくはわかりません。

しゃべり方が落ちついているとか、しっかりしているとかは、よく言われます。でも内心ではかなり動揺しているんですよ。表面に出てきにくいみたいです。じぶんを俯瞰できているとは思いません。ぼく自身はずっと混乱のなかに巻きこまれているような気がしています。年齢は二七歳です。会社員として働いていて、東海地方に住んでいます。

トラブルになった元友人や元恋人とは、音信不通のままです。だからいままでも、なにがどうなったのかよくわかりません。何年も恨みの感情が強かったのですが、最近になってようやく「どうでも良いような感じ」になってきました。時間の力が癒してくれたということだと思います。それから、なんだかんだで仕事が助けてくれている気がします。

でも嫌な人間関係をうまく切れないなどの問題は解消されていません。孤独になるのが怖いので、勇気を出せないんですね。当事者研究やオープンダイアローグで知りあった人たちとのつながりを深めていければなと思っています。

サザンナイツが話を終えるのを聞いて、しまうまがミスターにリフレクティングの開始を促す。

ミスター　それでは二回目のリフレクティングにいきましょう。サザンナイツさんの応答の仕方にやはり敬意を感じます。私の娘は双極症と診断されていて、最近はまだ調子が良いのですが、以前はだいぶ大きく荒れていました。「ゆくゆく！」で相談なさる方の話を聞くときは、みなさんの調子も良くなってほしいと思いながら聞いていています。

瓜子　サザンナイツさんの思いに共感していると、つらさがとても伝わってきます。

サザンナイツさんが、現在ケアを受けられる環境にあるのかと気にしながら聞いていました。お友だちや恋人の方とこじれてつらかったと思うので、相談できる場が確保されていたら良いなと思います。もちろん「ゆくゆく！」もそういう場のひとつとして役立つと思います。

本棚　最近になって「どうでも良いような感じ」になってきたと聞いて、ほっとしました。焦らずに回復していければ良いだろうなと思いながら、耳を傾けていました。

サバービア　私もサザンナイツさんと同じような状況にあったら、とても苦しむだろうなと思います。さっきパキケファロさんが言っていたことを、ほんとうにそうだなと思いながら聞いていました。友だちと音信不通になったり、恋人と関係が悪くなったりということは、これまでに何度も経験しましたが、若い頃に短い間隔でダブルパンチで来たら耐えられなかったような気がします。

パキケファロ　**人格上に問題があるのでは、と気にしているとお話しになっていましたが、問題の事件は短い期間に二回連続で交通事故にあったようなもので、サザンナイツさんに責任はないと考えるほうが妥当な気がします。**私の勝手な意見で、申し訳ありません。

ミスター　さらに発言したい方はいませんか。大丈夫ですね。それではしまうまさん、お願いします。

しまうまが進行を受けつぐ。

しまうま　それでは、サザンナイツさん、また応答をお願いします。

★サザンナイツ　双極症の娘さんの話を聞いて、なんだか泣きそうになりました。ぼくもかなり危機的な状況にあったので、もう少しで精神疾患を患っていたのではな

対話のツボ

相談者に起こった出来事を、相談者とは違う視点から捉えなおしています。つまりリフレーミングの一種ですね。不運が続いた場合、「自分のせいだ」と思ってしまう人は多いのですけれども、「たんなる偶然ではないか」と他者から問題提起してもらうだけでも、事態の全体を根本的に捉えなおすきっかけになります。それが人生に対する新しい見通しを開きます。

いかと思います。その意味では運が良いのかもしれないと思いました。

相談できる場所は確保して来なかったですね。そんな目にあったと話したら、ぼく自身に問題があったと想像されそうで、相談できないままになっていました。でも、それで結局は何年も引きずってしまいました。今回は相談できてほんとうに良かったです。

同じ目にあったらつらいという発言があったり、焦らずに回復するのが良いという発言があったり、共感してもらえてるのが良かったです。

「二度連続で交通事故にあったようなもの」というのは、なるほどと思いました。むかし広島の原爆と長崎の原爆を両方経験した「二重被爆」の人がいることを知って、そういう人たちに比べたら、じぶんの体験なんかしょうもないことだよなと思い、じぶんを慰めたことがあるのを思いだしました。

ぼくがなんとか挫《くじ》けずに来られたのは、先ほどもちらっと言ったように、仕事に打ちこんできたから、ということが大きいです。たしかに対人関係は苦手なのですが、最近ではグループの主任になって、なんだかんだで忙しくしています。それでなんとかじぶんが保たれているという感じです。今後も仕事に支えられていけたら良いなと思っています。

　ミスターが進行を受けつぐ。

ミスター　では三回目のリフレクティングです。発言できる人はいますか。私から発言しますと、仕事に支えられているという発言が、やはり印象的でしたね。最初は仕事もつらいということをおっしゃっていましたが、仕事には助けられている面もあると。ひとつの物や事や人であっても、重層的な意味があるということを実感しました。

瓜子　はい。私もサザンナイツさんが仕事に支えられているということをお聞きできて、良かったです。もし良かったら、サザンナイツさんのご家族のことを聞いてみたいです。もしご結婚されていないのでしたら、ご実家のご両親などとの関係を。

サバービア　私も家族の話が聞いてみたいです。お話を聞いた感じだと、結婚はなさっていないんじゃないかと思うんですけど、お父さまやお母さまとはどういう関係なのか。兄弟や姉妹がおありでしたら、そちらの関係も。

本棚　私が元気になるときの方法は、村上春樹さんが提案している「小確幸《しょうかっこう》」です。日常のなかで「小さいけれども確かな幸せ」を探そうということ。大きな幸せがなくても、小さな幸せでも充分に救われるな、と私は感じます。

ミスター　パキケファロさんはどうでしょうか。

パキケファロ　そうですね。みなさんたくさん発言が出てきてすごいと思います。私はいまはとくにアイデアが出てこないので、パスするということでお願いいたします。

ミスター　ありがとうございます。私からもう一度発言すると、もしご負担でなければ、サザンナイツさんは、未来のことを考えてみても良いのかなと感じました。つまりいまから数年後、現在のサザンナイツさんの問題が解決されているとして、それはどういうふうに解決されたと考えるか、聞いてみたいです。

それではしまうまさん、お願いします。

しまうまが進行を引きついで、話す。

しまうま　ではサザンナイツさん、答えられる範囲で、ご負担のない程度に応答をお願いします。

★サザンナイツ　たとえば五年後に問題が解決するとして、それはやはり仕事がもっとうまく行っていて、人間不信も解消されていて、結婚もしているということかなと思いました。そう考えると、マッチングアプリなどを使って恋人探しをしても良いかもと思いました。

家族は父と母と姉がいます。姉もぼくも実家を離れていますが、家族仲は悪くないです。久しぶりに家族で何かをやってみても良いかもしれないと思いました。そこから人間不信がやわらぐ可能性だってあるかもしれませんね。

小確幸は、なるほどと思いました。これから注意して小さな幸せを見つけていこうと思います。**こうやってしゃべっていると、新しいアイデアがどんどん湧いてくるので、助かります。**

最後の応答が終わったので、しまうまは「感想の共有をしましょう」と発言する。

しまうま　では、まずリフレクティングチームからお願いします。

ミスター　サザンナイツさんの、感情を抑えながら冷静に語ろうとする様子が印象的でした。しゃべることで新しいアイデアがどんどん湧いてくるということをおっしゃっていたので、今回のミーティングができて、とても良かったと思います。

瓜子　本日はありがとうございました。もし相談して良かったなと思ってくれたら、「ゆくゆく!」のリピーターになって、もっとなまなましい感情を吐きだしてくれてもうれしいなと思いました。だいぶ我慢なさっているのではないかと想像します。

サザンナイツさんは、精神疾患の診断がある方ではなかったけれども、もしかしたらそういう展開になっていてもおかしくないような苦しい経験をなさったと思います。精神疾患がある場合でも、そうでない場合でも、対話の際には相談者の内側から理解するように努めるのが大切だと思いました。

サバービア　「ゆくゆく!」には何回か参加していますが、

対話のツボ

五年後の希望や、これから挑戦してみたいことなど、他者の声をきっかけに、これまでは思いいたらなかった事柄に思考をめぐらせることができるようになっています。多様な声に触発され、自己が実質的に変容していく、という体験がオープンダイアローグ的対話実践によって実現します。

今回の相談はとても印象的で、じぶんにも同じようなことが起こっていたら、どうしただろうかと悩みながら聞いていました。ですからこの場に居合わせることができて良かったと感じました。

パキケファロ　オープンダイアローグを初めて経験しましたが、「一期一会の場所」という感じがして、日本の茶会の本来の姿を連想しました。途中でうまいコメントが出てこなくなりましたが、私の発言が少しでも参考になっていれば良いなと思いました。

本棚　いまパキケファロさんが言った茶道みたいというのが意外でしたが、場が開かれている時間の一瞬一瞬をたいせつにするという点では共通しているのかなと思いました。

しまうま　リフレクティングチームのみなさんの発言が終わりましたね。それではファシリテーターの私が発言します。とてもつらい事件を経験して対人関係に困難を覚えるというお話でしたが、この「ゆくゆく！」で安心感を覚えられたら、対人関係の困難も少しやわらぐのかなと思いました。そういう場として「ゆくゆく！」が機能していたら、とてもうれしいです。またこの場でお会いできたらうれしく存じます。

それでは、最後にサザンナイツさん、お願いします。

★サザンナイツ　いろいろな意見が聞けて、参考になりました。もっと早くに誰かに相談しておいたら良かったなと思いました。やっぱりひとりで抱えこむってしんどいですし、心の病気になってしまうかもしれないので、危険ですね。今回は話してみて、安心を感じることができたので、また「ゆくゆく！」に来てみたいと思いました。

しまうま　それではこれで感想は終わりです。洋一さん、最後の挨拶をお願いします。

洋一　はい、ありがとうございます。みなさん、今回のミーティングはこれで終わりです。なお「ゆくゆく！」では随時スタッフを募集しています。じぶんも運営する側に回ってみたいと思われた方は遠慮なくXのＤＭで教えてください。これからスタッフだけで打ちあわせをやるので、外部から来られたみなさんは退出してくださいましたら幸いです。

外部からの参加者が退出しおわって、スタッフミーティングが始まる。オープンダイアローグ的対話実践のあいだ見学していたスタッフたちも加わる。洋一、ブニュエル、投げ輪の三人だ。

洋一　きょうはしまうまさんがファシリテーターを務めたので、スタッフミーティングもしまうまさんが進行してください。

しまうま　はい。きょう相談なさったサザンナイツさんは「精神疾患未満の相談者」ということでしたね。そのような状況で苦しんでいる人もたくさんいるのだろうなと思いました。ぼく自身は自閉スペクトラム症と診断されているし、仲間内にもそういう「当事者仲間」が多いのですが、精神科や心療内科、カウンセリングに通うようになる前に、「ゆくゆく!」のような場所につながれる人が増えてほしいと思いました。そうしたら心の病気になる人も減るのではないかと思います。

ミスター　自助グループは「回復共同体」と言っても良いものだなと思いつつ、参加していました。当事者の体験的知識は、専門家の専門的知識に匹敵すると考える「体験的知識論」とか、援助する側に回る者は知識面で豊かになり、エンパワメントもされるという点で、もっとも援助されるという「援助者セラピー原則」といった自助グループの基本理論を思いだしてしまいます。[*1]

瓜子　私はグラウンドルールの大切さを感じました。「ゆくゆく！」では「トラウマ・インフォームド・ケア」を重視するという項目がありますよね。実際には相談者のトラウマに触れないようにするのは難しいと思うんです。なにがフラッシュバックのトリガーになるかって、本人にも他者にも想像がつきませんから。でも、相談者にトラウマがあることを意識して、それを刺激しないように話すのと無頓着に話すのではだいぶ違うのだろうなって考えました。

ブニュエル　私はじぶんが相談するなら、カメラをオンにしてほしいって思うし、「ゆくゆく！」が結成された初期に、どういうグループにするか話しあいを続けていて、カメラをオンにするかオフにするかは相談者の希望になるべく従う、と決まったときに、オンを希望する人が圧倒的に多いだろうって想像していました。でも実際に対話実践をやっていると、オフを希望する人が七〜八割くらいという感じなので、意外でした。

洋一　精神疾患を患っている人はもちろん、そこまで行ってなくても、悩んだり困ったりしていると、顔つきが険しく見えるから、できればそれを見られたくないと思う人は多いんですよ。それと、女性の場合は化粧をして画面に出るのは手間がかかると感じる人が多いですし、化粧をしない人の場合であっても、自閉スペクトラム症や統合失調症などで表情が乏しい場合、そういう特性を人目にさらしたくないと思う人は珍しくないですね。

瓜子　リアルの場で開くミーティングだと、顔を出すのが当たり前だから、オンラインでもそれが標準的なあり方だと私も思っていました。**でも、たぶん顔をさらしながら相談するからこそ、リアルな場でカウンセリングを受けたり、オープンダイアローグ的な対話実践を受けたりするのにハードルを感じる人だって、たくさんいますよね。**それを考えると、カメラをオンにするかオフにするかを選べるという「ゆくゆく！」の仕様は親切だなと思いました。

投げ輪　ミスターさんが、「いまから数年後、現在のサザンナイツさんの問題が解決されているとして、それはどういうふうに解決されたと考えるか、聞いてみたいです」と発言して、サザンナイツさんが応答していたのが印象的でした。ああいうふうな思考実験が有効なんですね。

ミスター　あれはじつは、オープンダイアローグの変形版にあたる「未来語りのダイアローグ」の技法なんですよ。ほんとうは未来を想像しながら現状の解決方法について検討していくというミーティングをオープンダイアローグと同様に、時間をかけながら進めていきます。*2 今回はそれをオープンダイアローグ的対話実践の一部に取りこんだというわけです。

洋一　あれは良い工夫でしたね。今後もちょくちょくやってみて良いかもしれませんね。

しまうま　さて、ほかに発言したい人はいますか。

ブニュエル　オープンダイアローグの本を読んだら、「すべての発言に応答すべき、

対話のツボ

顔を出すか出さないか選べるということは、オンラインで対話実践に臨む際の大きなメリットになります。支援者のなかには、悩み相談が本来は現実上でおこなわれてきたということを根拠として、「原則として顔出し」と考えている人もいますけれども、「顔出ししなければいけないからこそ、相談したくない」と考えてきた潜在的相談者たちに思いが至っていないのではないでしょうか。さまざまな事情で、見た目によって何かを判断されたくない、声だけのほうが安心できるという人は多いのです。

応答がないことほど恐ろしいことはない」と書いてありました。[*3] でもほんとうにすべての発言に応答していたら時間が足りないし、強制的な空気が生じるような気がします。

瓜子 すべての発言に応答すべきというのは、フィンランドの流儀、あるいは欧米の流儀のような気がします。その点は日本風にアレンジしても良いかなと思うんです。もちろん発言をバッサリ無視して攻撃的な印象を与えるのは避けるべきですが、「無理をしない範囲で答える」ことを強調する「ゆくゆく！」のやり方は、ちゃんとうまく行ってると感じます。

洋一 「すべての発言に応答すべき」というのは、ミーティングの場がポリフォニックに保たれるように、ということが念頭に置かれた考え方なんですよね。日本人になじむやり方では、「すべての発言に応答しなくても平和的かつポリフォニックになる対話」が充分にありえると思います。

投げ輪 瓜子さんが言った、相談者の内側から理解するようにということは、最近オープンダイアローグの本にも書いてあるのを読んで、「そうなんだ！」と思ったところでした。[*4] 当事者研究のミーティングに参加したことがありますが、あれも相談者の「苦労」を内側から理解するために「共同研究」する装置だったのか、といま思いあたりました。

洋一　はい。内側からという視点は重要ですよね。

あとオープンダイアローグ的対話実践のミーティングが、一期一会の場所で、つまり茶会の精神に通じるというパキケファロさんの発言は印象的でしたね。私も「そう言えば、そうだな」と思いながら聞いていました。

投げ輪　私も「なるほど、そうなのか」と思いながら聞いていました。残念ながら、茶道を体験したことは一度もないのですが。

ブニュエル　私は茶道、一時期やっていたのですが、たしかにオープンダイアローグ的対話実践は似ていると思いました。

しまうま　ほかにはみなさん、ありませんかね。ないようですね。それではきょうはこんなところでしょうか。

洋一　はい。みなさん、また次回お会いしましょう。

洋一はMacBook Airの画面を閉じて、ミーティングを終了した。

「隠れ家的」な場所

「ゆくゆく!」のスタッフになって、最初のうちはとても緊張しました。でもゆったりとした流れでわかりやすいと思いました。ここにいても良いんだと感じられたんです。「ゆくゆく!」は、じぶんの生活にリズムを与えてくれます。決められた時間に決められた場所（Zoomの部屋）に行けば、必ず居場所があるんだという安心感。終わったら不思議とよく眠れます。「隠れ家的」な感じもあります。

対話実践では、言葉として発せられた限られた情報から、できるだけたくさんの可能性を想像することを課題にしています。けっして決めつけないこと。知りたいことだらけでも、教えてもらえるかどうかは川の流れのように気ままで、わからない。時間を共有していることだけが真実です。（於保真理）

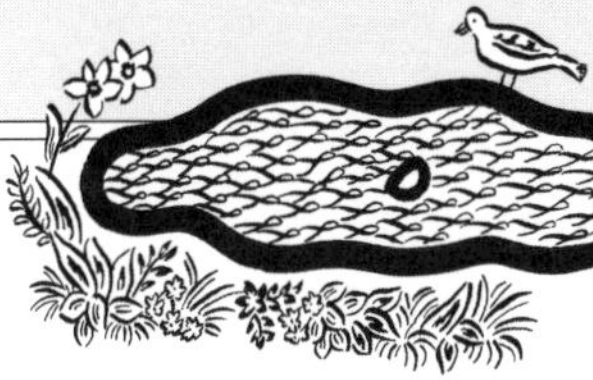

第四夜

子どもの悩み

夫婦ふたりからの相談

★☽ **相談者（話し手）**　侃侃《かんかん》　諤諤《がくがく》

イントロダクション担当　ブニュエル

ファシリテーター　投げ輪

リフレクティングチームのリーダー　しまうま

リフレクティングチームのメンバー

ブニュエル／エクソダス／美咲／真っ白

見学　洋一／ミスター／瓜子

一八時一五分になってスタッフがZoomに入室。今回のミーティングでの役割分担は、イントロダクション担当がブニュエル、ファシリテーターが投げ輪、リフレクティングチームのリーダーがしまうまに決まる。一八時三〇分になって、外部からの参加者が入室。洋一が名前を確認しおわると、ブニュエルが「ゆくゆく!」のウェブサイトを画面に映しながら、グラウンドルールを読みあげていく。それを聞きながら、洋一はそれぞれのルールの理念について記憶をめぐらせる。

1　この会はオンライン会議アプリを通じて、オープンダイアローグ的な対話実践を模索する集まりです。

「ゆくゆく!」はコロナ禍の真っ最中に結成されたから、初めからオンラインで活動していくことは決まっていた。またじぶんたちの対話実践が、オープンダイアローグをアレンジしたもので、そのものではないと自覚しているために、「オープンダイアローグ的な対話実践を模索する」と表現することにした。

2

この会は自助グループ、つまりなんらかの問題を抱えた当事者の互助会です。本会のスタッフと参加者の関係は対等です。

洋一が最初に「新たにオープンダイアローグ的な対話実践をやる」と呼びかけたときに、それをどのような枠組みでやるのかを告知しなかった。というよりも、以前から洋一はいくつもの自助グループを運営していたので、自助グループとして「ゆくゆく！」をやることは自明だと考えていた。しかし、集まってきた仲間には「自助グループというものがピンと来ない、よくわからない」と戸惑う者が何人もいた。そこでこのグラウンドルールでは、自助グループを「なんらかの問題を抱えた当事者の互助会」と言いかえることによって、定義している。

3

スタッフについては、プロの福祉支援者ではなく、相談者と同じく「悩める当事者仲間」としてご理解ください。支援者としての資格を持っている人も、持っていない人もいます。

自助グループというものは、あくまで当事者活動として運営されるべきもので、プロの福祉支援者が参加してはいけないわけではないが、その人たちも運営側に回るなら「当事者」を自認することが求められる。互いが「悩める当事者仲間」として互恵関係を結ぶのが、自助グループだ。

4

スタッフか外部からの参加者かに限らず、全員がひとりひとり「安心安全な場を作る」仲間として対話する集まりです。

心理的安全性を確保するために、このルールを設定している。参加者各自が、ほかの参加者を不用意に傷つけないように注意することで、「安心安全な場を作る」ことを目指している。

5

本会は「トラウマ・インフォームド・ケア」を重視しています。どの相談者にもトラウマ（心的外傷）があるかもしれないと想定して、それに二次被害を与えないように努力します。

前回のスタッフミーティングで瓜子も話題にしていたように、相談者のトラウマに絶対に触れないようにするのは原理的に不可能だ。どんな些細《ささい》な発言が、相談者のフラッシュバックを引きおこすか、しばしば予想を超えている。**その上で、相談**

者にトラウマがあることを意識して、それを刺激しないように話すのと、なにも配慮せずに話したいように話すのとでは、対話の質が根本的に変わってくる。オープンダイアローグ的対話実践でトラウマ・インフォームド・ケアを意識する、というのは、最近ではさまざまな対話実践のグループが掲げている理念だが、「ゆくゆく！」はその先駆けの位置にあった。

6

対話を進めるのが困難と感じた場合、沈黙する、発言をパスする、退出するなどの自由があります。つらくなった場合には、自己判断で離席してくださ い。そのあと戻ってくるのも、去ってしまうのも自由です。スタッフ、参加者とも

対話のツボ

「些細な発言が、相手に致命的なものとなるかもしれない」と想像しながら話すことは、日常的な会話ではあまりないことでしょう。ですが、だからこそ日常的な会話のなかでは、つまり家族間や友人同士の悩み相談などでは、不用意な発言によって逆に傷ついてしまう事例が多発している、というのが現状です。自助グループでは、そのような残念な展開を避けるために、あらかじめグラウンドルールを整備しておくことができます。

に、この権利が尊重されます。

同調圧力や強制が生まれないようにするために、対話の進行に逆らう自由を承認している。現実問題としては、相談者やスタッフの誰かが途中で対話を打ちきって、オンライン空間から退出してしまったら、残された側はかなりの挫折感に喘《あえ》ぐことになるだろう。しかしそれほどまでの自由を保障することによって、初めて安心かつ安全な対話空間を担保できると考えて、このルールを設定した。なお、これまでの数十回のオープンダイアローグ的対話実践のミーティングをつうじて、相談者やスタッフが実際に途中で対話を打ちきったことは一度もない。ただし、相談者にならなかった外部からの参加者、つまりリフレクティングチームのメンバーに回った外部からの参加者がそのようにしたことは一、二回ある。対話の内容がつらかったのか、それとは無関係に気分や体調が悪化したのか、たんに通信環境の悪化などが問題だったのか、あるいはじぶんが相談者になれなかったことでアテが外れたと思い、対話に興味をなくしたのかは、わからない。

7 **本会のミーティングには守秘義務があります。誰それが参加していたとか、誰それがこんなことを言っていたという情報は口外禁止です。SNS等での発信も避けてください。**

自助グループは守秘義務を守らなければならない。相談内容は個人情報まみれなので、ミーティングが終わったら忘れるようにすることが原則だ。

8 **オープンダイアローグの重要な理念として「不確実性に耐える」ということがあります。いつどんな時点でも予期しないことが起こりえます。動揺したとしても、そのことをほかの参加者に伝え、支えあいながら対処することが大切です。**

オープンダイアローグの「七つの原則」のうちで、七番目の「対話主義」に次いで重要なのが、六番目の「不確実性に耐える」だろうと考えて、グラウンドルールに組みこんだ。一番目から五番目の原則は、自助グループでの運用が難しいため、グラウンドルールでの採用を見送っているが、重要事項としてできるだけ留意している。

9

リフレクティングは、リフレクティングメンバーの内輪で話すようなイメージでやり、話し手に向かって共感的でいつつも、直接的に語りかけないようにします。多声性に価値があるため、自分独自の視点をたいせつにして、思いや考えを正直に述べましょう。ただし相談者の否定、説教、押しつけがましい評価、断定などは避けてください。

この九番目のルールは最近追加したものだ。リフレクティングの時間をより安全にするべきという観点から、以前から不文律になっていたものを明示化することにした。

ブニュエルはさらにミーティングの流れについて説明する。前回から瓜子が新たに考えたチャートで対話実践を進めることになった。今回のミーティングでは、一組の夫婦が連れだって参加しているので、ブニュエルはつぎのように話していく。

A

この説明が終わったら、自己紹介をしています。できるだけ短くお願いしているので、ご理解いただけますと幸いです。まずはスタッフ、それから外部から参加してくれた人、という順番です。

B　今回の話し手を決めます。じつは今回は、侃侃さんと諤諤さんのご夫婦が一緒に参加しておられて、事前に「悩みを聞いてくれたらありがたい」と希望を伺っています。ですから、みなさんのあいだに異論がなければ、そのようにさせていただければと思います。

C　ミーティングでは、まず話し手が悩みごとについて話します。それをファシリテーターが支援していきます。今回のファシリテーターは投げ輪さんです。時間は一〇分間となっています。

D　相談内容を受けて、リフレクティングチームが一回目のリフレクティングをやります。今回のリフレクティングチームはリーダーがしまうまさん、メンバーは私（ブニュエル）と、外部から参加してくれた、話し手ではない方々です。リフレクティングというのは、話し手の前で話し手について意見交換をするということです。リフレクティングのあいだ、話し手になった人はカメラやマイクをオフにして、離れた場所から観察するような気分で聞いてください。リフレクティングチームは、話し手に向かって話さないようにお願いします。リフレクティングチームの内輪で話すような感覚でやります。話し手が傷つきそうなことは言わないでください。時間は一〇分間です。短めに発言するようにお願いします。

E 一回目のリフレクティングに対して、話し手の人が一回目の応答をします。ファシリテーターの投げ輪さんが支援します。時間は五分間です。

F 二回目のリフレクティングと二回目の応答をやります。時間はやはり五分間ずつです。

G 三回目のリフレクティングと三回目の応答をやります。時間は同じく五分間ずつとなります。この三回目をやるというのは、前回のミーティングからの新しい試みです。

H 最後に全員で感想の共有をします。最初にリフレクティングチームが話して、それからファシリテーターの投げ輪さんが話します。最後に話し手が話していって、終わりとなります。

ブニュエルが以上のように話したあと、投げ輪がファシリテーターとして進行を受けつぐ。自己紹介を進めて、侃侃と諤諤の夫婦が話し手を務めることが決定する。

外部から参加してくれたほかの三人、エクソダス、美咲、真っ白がリフレクティングチームに加わることになった。

投げ輪　まずカメラをオンにするかオフにするかを決めたいと思います。侃侃さんと諤諤さんは、この場でカメラをオンにしてほしいでしょうか、それともオフにしてほしいでしょうか。おふたりの希望を尊重します。

★**諤諤**　私はオンにしてほしいです。

☽**侃侃**　私もオンで大丈夫です。

投げ輪　それではみなさん、今回はカメラをなるべくオンにするということでいきましょう。ただしカメラに映るのに抵抗がある方は、無理をしないで大丈夫です。オフにしていてくださって問題ありません。

投げ輪は参加者たちのカメラがオンになっていくのを確認し、侃侃と諤諤に「それではお話をお願いします」と促す。ふたりはつぎのように語っていく。

☽侃侃　まず私から話します。家族についての相談なんです。子どもは娘がふたりいて、父親としてかわいくて仕方なかったのですが、この数年で上の娘がすっかり素行不良になってしまって、困っています。上の娘はいま高校生です。頻繁に外泊していて、女友だちの場合もあるようですが、大学生の彼氏の家に泊まっていることもあるようです。妻がよく家族のグループLINEで呼びかけているんですが、既読にもならないことがよくあって、疲労困憊《こんぱい》しています。

★諤諤　私からも話しますね。母として上の娘が小中学生の頃、たびたびいじめられていることを聞いていました。持ち物を隠される、捨てられるといったとてもショックなこともあって、落ちこんでいて、不登校になった時期もあります。そんなことをされたら、おとなでもつらいことですが、子どもとしてはなおさら傷ついたことでしょう。そういうことが繰りかえされるうちに、上の娘はうちのなかでも感情的になることが増えていきました。

☽侃侃　私は男親ですから年頃の娘たちに対する接し方が、なかなか難しいというのは、実感としてあります。とくに上の娘に対しては、以前よりだいぶ気を遣っています。望まぬ妊娠をしたらどうしようか、と心配ですし、そんなことになったら、なにより本人がいちばんつらいでしょうし。

★**諤諤**　私はそれとなく、その話題を口にしたことがあるんです。そしたら過干渉と受けとったみたいで、「お母さんのそういう態度のせいで苦しんでいる」って言われてしまいました。じぶんの対応の仕方で娘がこじれてしまったのか、とハッとする思いがして、とてもショックでした。

☽**侃侃**　妻は高校の先生をやってるんですね。私自身は地方公務員です。親が両方とも堅苦しい印象を与えがちな仕事なので、それがストレスになっているのかもしれない、もう少しマイルドな対応を心がけたほうが良いね、とふたりで相談しました。

投げ輪　あの、口を挟んで恐縮ですが、ご両親のどちらかとは「関係が少しマシ」といったことはないのでしょうか。

★**諤諤**　どちらかというと、夫のほうがまだ良好ですね。たしかに男親と思春期の娘のあいだには距離感のようなものがあるみたいですが、その距離感ゆえに娘をどちらかというと苛立《いらだ》たせないのかなと。私は母と娘の共依存的関係というか、一卵性親子というか、ベッタリの時期もあったので、あの子にとってはそれがいまとなっては腹立たしく感じられるみたいで、かえって避けられるようになりました。家族のグループＬＩＮＥを見ていないようでも、夫個人には返信することがあります。私にはまったく返信しません。

投げ輪が「ありがとうございます。それでは時間が来ていますから、一回目のリフレクティングに移りますね。しまうまさん、お願いします」と声をかける。

しまうま　それではリフレクティングをやっていきましょう。あまり押しつけがましくならないように、お盆の上にアイデアを載せていく、みたいなイメージで発言すると良いと思います。みなさん、どうでしょうか。

ブニュエル　私の弟も素行不良の時期があって、高校生のときにはだいぶ荒れていました。高卒で就職してから社会勉強をして、だいぶ「真人間」になったという感じがするので、しばらく様子を見ても良いのかなとは思いました。もちろん望まぬ妊娠のようなことが心配なのはよくわかるので、私の発言がお気に障ったら、お詫びいたします。

真っ白　私自身にも上の娘さんのような時期があって、だいぶ荒れていました。その頃は「真っ黒」さんでした。高校を中退して、社会に出たんですけど、もちろん通用しなくて、そのあと高等学校卒業程度認定試験（高認）――むかしの大学入学資格検定（大検）ですね――を受けて、大学に入って、卒業後に就職しました。早くに結婚をして、子どもができたら、実家の両親が私の困りごとに絶妙に応えてくれて、それも押しつけがましくないサポートだったので、それでわだかまりがなくなっていった感じです。だいぶ長くかかって冷戦状態が氷解しました。

エクソダス　私も話しますね。たいへんなことが起こっていると、心が疲れますから、そういう時期に考えすぎると、思考がネガティブな方向に向かいがちではないかな、と少し心配に思いました。**たいへんおつらそうに見受けましたので、いまは侃侃さんと諤諤さんがどうしたら少しでも楽になれるのかを考えて**

対話のツボ

相談者が心配している子どものことではなく、相談している両親の心配をしています。アドバイスに安易に手を伸ばすのではなく、このような細やかな配慮を伝えることもリフレクティングの役割となります。そのような心遣いが相談者の苦悩を実際にやわらげていきます。

も良いのでは、と思いました。無責任な発言に聞こえたら、お詫びします。

美咲　私がおふたりの娘さんだったら、こんなに真剣に考えて、こういう場所で相談してくれていることがうれしいと感じます。だから良いご両親だなと思いました。

ブニュエル　私は、おふたりが娘さんとどういう関係になりたいのかを知りたいですね。それから娘さんと経験してきたことをもっと聞きたいと思いました。あとは下の娘さんのことも良かったら教えてほしいです。

しまうま　ほかに発言したい人はいませんか。二回目でもＯＫですけど。ないですね。では、投げ輪さんに進行をお返しします。

投げ輪が「それでは侃侃さんと諤諤さん、応答をお願いします。答えたくないことは答えないでも大丈夫です」と声をかける。

侃侃　みなさん、ありがとうございます。ちょっとストレスを抱えると、すぐに早口に話してしまう癖があって、さっきもそうなっていたと思うので、反省しています。とにかく娘にとつぜんそういう時期が始まって、困惑しています。とくに妻には暴言とか、物を投げつけるとか乱暴がひどくなっていて、エスカレートしているのが不安です。ちょっとしたことで腹を立てて、「もう嫌だ！」って叫んだり、ということもあります。さきほど言ったように、私と上の娘の関係は比較的マシですが、それでもじっくり話しあったり、という時間については、あの子は避けようとしています。

★諤諤　私は大学では心理学を専攻して、同時に教職の授業をとって教員になりました。心理学の知識が教育や子育てに役立つと良いなと思ったんですけど、でも専門的な心理学って、そういう実用的なものではないですね。じぶんの苛立ちに対するストレス・コーピングについて学んだことなんかは役立っていますけど。娘との対話に関しては、夫のほうが熱心にやりたがっています。私は気が短くて頭に血がのぼりやすいところがあります。それもあって心理学を学んだんですけど、最近はいつも苛々しています。それがよけいに娘を刺激していると思って、なおさらぐったりします。

☽侃侃　妻の気質については彼女の言うとおりというところもありますが、最近は気疲れで参っていることが大きいと思います。妻もだいぶナーヴァスになっていて、腹に据えかねているところがあるので、上の娘に話すときにトゲトゲしくなりがちで、それが上の娘を刺激するという悪循環が起きています。子どもたちが生まれたばかりの頃、育児はたいへんだったのに、妻はじっと我慢をしながら怒らないようにしていましたから。最近では妻はちょっと仕事を休職しても良いんじゃないかなと思っているんです。

★**諤諤**　娘と、以前みたいに軽い話をして、笑いあっていられたら楽になるんですけどね。最近は話すたびに不毛な交渉のようになってしまいます。凝りかたまった状況から解放されたいですね。下の娘はいまのところ「家族の癒し」です。でも彼女なりにストレスを感じていると思うので、心配です。長い目で見ては、という助言をいただきましたが、妊娠など本人だけが苦しむのならまだ良いほうで、犯罪など人様に迷惑をかけるのが怖いんです。

投げ輪　このくらいで大丈夫でしょうか。**リフレクティングに関して、「もうこういうことは言ってほしくない」とか「こういうことを言ってほしい」とかは、ないでしょうか。**たとえば「心のうちを分析するようなことはやめてほしい」ですとか、「具体的な対応策をもっとしゃべってほしい」ですとか。

☽**侃侃**　いえ、私としては共感を込めて聞いてもらえているだけで、たいへんありがたいです。

★**諤諤**　はい。私もです。さきほど真っ白さんがおっしゃっていた、ご両親と長く葛藤があったけれども、年を経て解消されたという体験談には励まされました。

投げ輪が、「それでは二回目のリフレクティングをお願いしましょう。ちょっと時間が押しているので、できればみなさん手短にお願いします。進行がへたですみません」と言う。しまうまが進行を引きつぐ。

対話のツボ

相談者にとって望ましくない対話、不愉快な対話を導かないために、ファシリテーターが率直に「不愉快な方向の対話は?」「対話に期待していることは?」と尋ねることは、きわめて有用です。初めての相談者が話しやすいように、具体的な要望の例を出してあげるのも良いでしょう。すべての要求に答えることはできないかもしれませんが、共通の理解を確保することによって、対話の本質的な失敗を防ぐことができます。

しまうま　じぶんも若い頃、両親との関係は最悪でした。時間が解決してくれましたが、いま悩んでいる状況の人に「時間が解決する」と声をかけるのはダメかもしれませんね。妊娠や犯罪を心配しているということでしたし、心配するのは当然だと思いました。

ブニュエル　時間が押しているということなので、私の発言は今回パスしようと思います。

真っ白　私の体験談が肯定的に受けとめてもらえて、うれしかったです。じぶんにとっては「黒歴史」だったんですけど、こんな場で役に立つことがわかって、私も励まされました。ありがとうございます。

エクソダス　思ったのですが、娘さんとの会話が交渉のようだと言っておられましたが、交渉というのは建設的なので、良いものかもしれない、なんて考えてました。とりあえず侃侃さんと諤諤さんが、日常から離れて一息つけると良いなって、思いました。

美咲　私の甥《おい》には統合失調症があって、妹夫婦と彼の会話はやはり交渉に似ていると感じます。でもそういう時期を交渉によって安心して過ごせるなら、交渉も良いものじゃないかな、って思いました。諤諤さんの苛々した気持ちが娘さんを刺激しているというのは一理あるかもしれないけど、それはもう仕方ないのではと思いました。

しまうまさん　良かったら、やはりブニュエルさんも何かひとこと。

ブニュエル　そうですね。私の両親はどちらも教師なんですが、このまえ父から「じぶんが教師なので、娘をしっかりしつけてやろうと過剰に熱意を燃やしていたのは良くなかった、厳しくしすぎてしまったと反省している」と言われて、驚きましたし、そんなふうに自責していたのかとわかって、うれしかったです。ですから、侃侃さんや諤諤さんが、もしそのような率直な反省を口にしていないのでしたら、「ゆくゆく！」で話してくれたような率直な思いを、上の娘さんに伝えても良いかもしれないと思いました。少なくとも「きみのことを大切に思ってるんだよ」と伝えると、子どもはハッとすると思います。

投げ輪が「それでは侃侃さんと諤諤さん、また応答をお願いします」と声をかける。侃侃と諤諤が発言する。

★**諤諤**　交渉が建設的だとか、良いふうに機能している可能性があるという意見が新鮮でした。あとは、私が思考の渦に巻きこまれがちなのは、職業病だからでもあり、でもそれで感情がコントロールできないのは未熟でもあり、と思っています。

　ほとんどぼやきになってしまうんですけど、教師というのは上から目線で相手を断じるひどい仕事なんじゃないか、なんて思うようになりました。評価することによって生徒の人生を左右することにためらいを感じるようになっています。夫の言うように、休職を考えてみても良いかもしれません。今の状況で働くことに疑問があるというか。

🌙**侃侃**　いまこうやってみなさんと対話していて、オープンダイアローグの他者尊重の姿勢に救われています。私は学生時代、鬱状態になったことがあって、睡眠障害を患って、ほとんど眠れなくなったんですね。それで何年も留年してしまったのですが、まわりから取りのこされていく感覚が強くて、なんだか冷たい宇宙空間に放りだされたような気分でした。いまも上の娘のことでつらいのですが、幸いに体の健康は守られているので、まだ耐えられているんです。

投げ輪がしまうまに進行の受けつぎを促し、三回目のリフレクティングが始まる。

しまうま　やはり時間が押してるので、できるだけキビキビ行きましょう（笑）。侃侃さんと諤諤さんがどんどん話を続けてくれることに感謝します。ショックを受けながら生活をしていると思うので、この場が少しでも救いになっていれば、うれしいです。

ブニュエル　友人に、息子さんと娘さんが両方グレたという方がいて、とてもたいへんそうでした。そのことを思いだしながら侃侃さんと諤諤さんの話を聞いています。身近な人がそれまでとは違う言動を始めたら、うろたえるのは当然だと思います。

美咲　相談してくださっているおふたりが背負っている重いものを、軽くできる方法があったら良いなと思うのですが、うかつなアドバイスは押しつけに聞こえるかもしれませんし、悩んでしまいます。もし可能なら、今度は下の娘さんも交えて三人でまたオープンダイアローグに参加する機会があっても良いのかもと思いました。

真っ白　私は下の娘さんがどのようなお子さんなのか、聞いてみたいと思いました。上の娘さんが家族の問題の中心にいて、いまそのご両親がこの場で相談しておられて、もしかしたら下の娘さんはキーパーソンでは？　と思いました。

エクソダス　ぼくは少し前まで強い希死念慮に苦しんだことがあって、その苦しみを思いだしながら侃侃さんと諤諤さんの話を聞いていました。ぼくなんかの共感に意味があるのかどうかはわからないけれども、共感しながら聞いてもらったという経験が、プラスに働けば良いなと思います。

しまうまが「では、またお願いします」と言って、投げ輪に進行を促す。

投げ輪　それでは、応答をお願いします。

★諤諤　みなさんにとって重い相談だったと思うので、負担をかけたのではないかなと気がかりです。受けとめてもらえたのは純粋にありがたいのですが、こんなにコメントをしづらい話をして良かったのかと、罪悪感を覚えるところもあります。

下の娘は、はい、キーパーソンかもしれませんね。上の娘が荒れているので、だいぶ我慢して「良い子」を演じてくれているのかもしれません。でもそうやって無理をすることが、下の娘の心を病ませてしまう可能性もあるので、ちゃんとケアしてあげなくてはと思いました。

侃侃　いろんな人に話を聞いてもらって、いろんな発言を受けることで、視点を切りかえると、同じ問題がこんなふうに新しい仕方で見えてくるんだなとわかって、勉強になりました。こういう自助グループで相談することの価値を実感できた気がします。**上の娘のことでたいへんになっていて、下の娘にケアが行きとどいていないかもと、私もようやく気づきました。**いや、ほんとうは気づいていたんですけど、い

対話のツボ

今回の対話では、夫婦ふたりで参加することによって、上の娘の問題を両親と上の娘が関わる家族の問題として捉えなおし、それを共有することができています。さらに下の娘についても考えることで、家族全員の問題として、事態をより総合的に捉えなおすことができるようになります。病院でやる本物のオープンダイアローグと同様に、病院外でやるオープンダイアローグ的対話実践でも、なるべく多くの関係者が対話に参加できるようになると、効果がグッと高まります。

まその問題に関わっていると家族がパンクしてしまうから、見て見ないフリをしていたというか……。反省です。

★**諤諤**　ほんとうにそう。見て見ぬフリをしてきたね。かわいそうなことをしたね。

最後に、感想を共有する時間が来る。

投げ輪　それでは感想を言っていきましょう。まずはリフレクティングチームからですね。なるべく短めでお願いできたら幸いです。

しまうま　相談してくださったおふたりにエールを送りたい気持ちです。お子さんを大事に思っている気持ちが伝わってきて、ほっとしました。私は長らく親との関係が険悪なままになってしまったので、おふたりのところでは、うまく収まると良いなと思いました。

ブニュエル　諤諤さんが、「重い相談をして罪悪感を覚える」とおっしゃっていましたが、その必要はありません。こういうふうに多人数で相談を聞いていると、負担も分散されるので、心配なさるほどストレスを受けていません。ということをお伝えしておこうと思いました。

真っ白　下の娘さんのことを教えてくださって、ありがとうございました。私にも弟がいて、私が荒れたことで弟に皺寄《しわよ》せが行ったところがあったと思うので、罪悪感があったんです。もしかしたら、上の娘さんも荒れながらも下の娘さんのことを心配しているかもしれませんよ。

美咲　侃侃さんと諤諤さん、おふたりの誠実な話しように感心しました。休職を考えたりと、難しい状況だということがよく伝わってきました。下の娘さんのことも教えてくださり、ありがとうございました。優しい子なんだろうなって感じられて、心がほっとしました。でもきっと上の娘さんも、ちょっと歯車が食いちがっただけで、きっと優しいお子さんなんだと思います。

エクソダス　諤諤さんが、評価することへのためらいを口にされていましたね。仕事では評価することを避けられないと思うのですが、プライベートでは評価から離れても良いのかもしれませんね。少しずつ、そういうあり方に慣れていけるのかもしれません。

投げ輪　つぎはファシリテーターの私ですね。美咲さんが「下の娘さんも交えて三人でまたオープンダイアローグに参加する機会があっても良いかのも」とおっしゃっていましたが、スタッフとして賛成します。ご家庭の問題は上の娘さんにあるのだと思いますが、その娘さんに直接変化してもらうのは難しくても、家族の対応を調整することで、事態を打開する可能性が開けると思います。では、侃侃さんと諤諤さん、どちらからでもお願いします。

★**諤諤**　へんな罪悪感を持ちつづけているのも、良くないなと思いました。休職するという案はこれまで非現実的に感じられていたのですが、今回のミーティングに参加して、真剣に検討してみようと思いました。

それから家族のことを話していて、下の娘に皺寄せが行っていることに向きあう必要を自覚できたことは収穫でした。下の娘が我慢して「良い子」でいようと無理をしないように、レクリエーションの時間なんかをちゃんと作ろうと思いました。

☽**侃侃**　じぶんたちの家族のことを話して、さまざまな意見を聞いて、そのどれもが優しくて、ちょっと涙ぐみそうになりました。こういうふうにたくさんの人に相談して、少しずつ状況が変わっていくかもしれない、と希望を感じました。

じつはカップルカウンセリングを受けていたのですが、カウンセラーとはどうしても上下関係が生まれるので、声がうまくこちらに入ってこない感じがあります。それで、カウンセリングでは、あまり事態が変わらないと感じていました。もちろん、そのカウンセラーとの相性の問題かもしれませんが。でもきょう、ここでこうやって多様な声を聞いていると、じぶんたちの心のなかにも新しいアイデアが湧いてくる気がしました。今回はほんとうにありがとうございました。

投げ輪　それではこれですべて終わりです。洋一さん、最後の挨拶をお願いします。

洋一が話す。「では、みなさん、今回のミーティングはこれで終わりです。なお『ゆくゆく！』では随時スタッフを募集しています。じぶんも運営する側に回ってみたいと思われた方は遠慮なくXのＤＭで教えてください。これからスタッフだけで打ちあわせをやるので、外部から来られたみなさんは退出してくださいましたら幸いです。またお会いしましょう。きょうはありがとうございました」

外部からの参加者が退出しおわって、スタッフミーティングの時間が始まる。オープンダイアローグ的対話実践のあいだ見学していたスタッフたちも加わる。洋一、瓜子、ミスターの三人だ。

洋一　きょうは投げ輪さんがファシリテーターを務めたので、スタッフミーティングも投げ輪さんに進行をお願いしますね。

投げ輪　はい。みなさん、きょうのミーティングはどうでしたか。今回は話し手がふたりということで、私はこのパターンを初めて体験したので、びっくりしました。

ブニュエル　以前「ゆくゆく！」では、ペアで参加してくれる人がいたら、優先的に話し手になっていただけますよ、っていうことを毎回告知していた時期があるんですね。ペアで参加すると、社会的ネットワークを持ちこむことができるので、病院でやる本来のオープンダイアローグに近づきます。

洋一　そういうことなんです。オープンダイアローグの「七つの原則」にも「(2)社会的ネットワークの視点を持つ」とあります。自己啓発系の本なんかでは、「過去と他者は変えられないけれども、じぶんと現在・未来は変えられる」とよく主張されていますよね。健常者にとっては、その考え方で良いと思います。しかし病気や障害によって苦しんでいる人には妥当しません。「じぶんを変える前に環境を変えろ」が原則です。苦しんで体や心を壊した人が、じぶんを変えようとしたら、よけいにおかしくなってしまいますから。そしてもうひとつ重要なこととして、相談者の人間関係というのは環境そのものだという事実があります。

投げ輪　侃侃さんにとっては諤諤さんが環境の一部、諤諤さんにとっては侃侃さんが環境の一部というわけですね。

洋一　ええ、そういうことです。そしてもちろん、侃侃さんと諤諤さんは、問題の中心にいる上の娘さんにとっての環境です。ですから、「次回はぜひ下の娘さんも入れて三人で参加してほしい」という話が出てきたことに、「我が意を得たり！」と思いながら、見学していました。上の娘さんにとっての環境が家族ぐるみで総合的に調整されるわけですから。

ミスター　私はきょうは「当事者」とは何かという問題について考えながら、見学していました。障害の問題を考えるとき、「個人モデル」（別名：医療モデル）と「社会モデル」があるじゃないですか。個人モデルは、特殊な身体的・精神的器質を持った人に障害の責任があると考えるもの。社会モデルは、特殊な身体的・精神的器質を持った人がスムーズに社会生活を送れず、障害者になってしまう社会ないし環境に責任があると考えるもの。

洋一　はい。

ミスター　もともとは個人モデルの考え方しかなかったわけですが、そのうち社会モデルが登場しました。さらには、両方の掛けあわせである、ＩＣＦモデルがありますね。特殊な身体的・精神的器質と環境・社会の噛みあわせの悪さに障害の責任があるというもの。ＩＣＦとは「国際生活機能分類」のことです。

洋一　そうですね。

ミスター　私の知人には、「日本では「当事者」という言葉が広まったせいで、個人モデルから社会モデルへの移行が遅れているんだ」と憤っている人がいます。「当事者」という言葉のせいで、その人自身の問題なんだというニュアンスが生まれると。

洋一　うーん。なるほど。でも「その人を障害者にするような困った環境・社会に置かれている当事者」と考えれば良いんじゃないかな。

ミスター　私もそう思うんですが、その友人は当事者という言葉は誤解を招きかねないと言うんですね。

瓜子　でも当事者という言葉が広まったから、専門家の発言だけに力があるのではなく、当事者の発言にも重みがあるという考え方も広まったんですよね。

しまうま　ぼくもそう思います。

ブニュエル　オープンダイアローグの本場、フィンランドでは、日本で言う「当事者」は「経験専門家」と呼ばれているらしいですね。フィンランド語だと〈kokemusasiantuntija〉、英語だと〈expert by experience〉。[*1]

投げ輪　「経験専門家」ってすてきな表現ですね！

しまうま　日本でも広めていきたいですよね。

洋一　そうですね。あと私は福島復興論で小松理虔さんが提唱した「共事者」という言葉も広まってほしいと思っています。じぶんごとではないんだけど、関心を持って関わろうとする人々のことです。[*2]「当事者仲間」って「共事者」として理解することができますよね。

ミスター　なるほど、ですね。

しまうま　まえから気になっているのは、当事者はどのくらい訓練しなければいけないのかという問題なんです。専門的な訓練を受けるピアサポーター（当事者として支援する人）もいますよね。本来の病院でやるオープンダイアローグは、トレーニングを受けるのは原則ですね。[*3]

ミスター　私としては、支援者の心構えとして知られる「バイステックの七原則」が参考になると考えています。[*4]（1）利用者をかけがえのない個人と見なす、（2）どのような感情表現もそれ自体として認める、（3）支援者はじぶんの感情を統制し、利用者に引きずられないようにする、（4）利用者をあるがままに心から受けいれる、（5）利用者を勝手に裁こうとしない、（6）じぶんのことはじぶんで決めるという原則を尊重する、（7）守秘義務を遵守する、です。この七原則を守るように心がけるなら、当事者活動も安心かつ安全なものになると思います。

瓜子　それ、とても参考になりますね。もちろん、実践のなかで結局は訓練を重ねる必要があるとはいえ。ただ、その「バイステックの七原則」以前に、「ゆくゆく！」のような自助グループだと、グラウンドルールをしっかり整備することで、当事者としての倫理を共有することはできますよね。「ゆくゆく！」はそれがしっかりしていると思います。

ミスター　そうですね。自助グループにとってグラウンドルールは生命線です。それがなかったら対話空間が紛争地帯になってしまいます。

ブニュエル　話は変わるのですが、私は最近、オープンダイアローグでの聴き方に関して、「傾聴」と「無知の姿勢」を対照させた論文を読みました。じっくり耳を傾けて共感する「傾聴」に対して、じぶんは何も知らないから教えてほしいと積極的に質問する「無知の姿勢」が、オープンダイアローグ的な聴き方だという議論でした。*5

洋一　なるほど、とも思いますが、ただ「傾聴」も「無知の姿勢」も論者ごとに内実がかなり異なっていると感じることがあるので、またべつの意見もありそうですね。

投げ輪　ほかにはなにか話したいことがありますか。ありませんか。

洋一　じつはみなさんに相談なんですが、次回は外部からの参加者を呼ばずに、クローズドのミーティングにしていただけないか、ということなんですね。というのも、恥ずかしながら私自身が相談者になってみたいのです。じつは長らく抱えこんでいる問題があって、それを聞いていただけないかなと思うんです。

投げ輪　洋一さんから、そのような申し出がありました。みなさん、問題ないでしょうか。ないようですね。ああ、たくさん「いいね」のマークが表示されていますね。それでは次回は、クローズドのミーティングで、洋一さんの悩みを聞くということにしましょう。

洋一　みなさん、ありがとうございます。それではまた次回、お願いいたします。

洋一はMacBook Airの画面を閉じて、ミーティングを終了した。

実際の「ゆくゆく!」スタッフの声

「できなさ」を認める

「ゆくゆく!」で、外部からの参加者を迎えて対話実践をやるようになる前、スタッフ間で練習をしながら、リフレクティングをじょうずにできるか、いつも不安でした。いまでも、より良いリフレクティングをしたいと少し緊張しています。外部からの参加者を迎えているときには、絶対に誰も傷つけないように、べつの緊張があります。

じぶんは対話が得意でないかもしれませんが、ルールがあれば対話できると感じ、うれしいです。いままでの人生で、子ども、生徒、部下、女性として、ナチュラルに対等に対話してもらえていなかったのではないかとの疑念があります。もしほんとうに良い教育、良い職場、良い家庭を運営していきたいなら、構成員と対等に対話すべきと考えています。

「ゆくゆく!」を続けている理由となると、出会いがあり、居場所になり、じぶんに関わったものをじぶんは愛するからでしょうか……。ここにいて、ここを一緒に作っていって、その過程で他者理解が進み、他者に親しみを感じています。「あなたは仲間」と言ってもらえてうれしかったです。

カウンセラーと一対一で話をするのは、じぶんには厳しいです。対等性がなく、相手からの侵襲性が強いからです。「ゆくゆく!」は自助グループなので、対等というところが大切だと思っています。リーダーをはじめとして、じぶんの「できなさ」を認め、相手の「できなさ」も認める。その「ゆるさの価値」が「ゆくゆく!」の良さだと考えています。

（トナー）

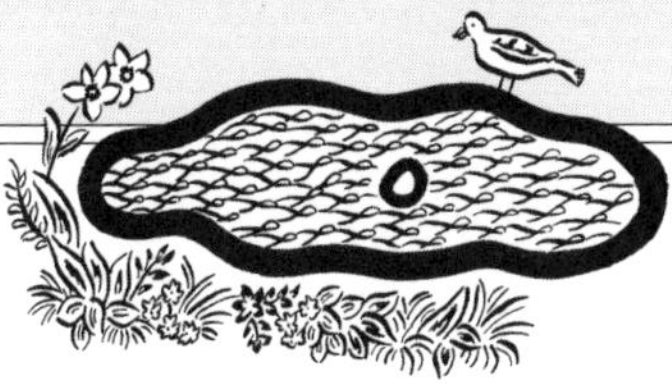

第五夜

長年
抱えていた
悩みとは

★ 相談者（話し手）　洋一

イントロダクション担当　投げ輪

ファシリテーター　ミスター

リフレクティングチームのリーダー　ブニュエル

リフレクティングチームのメンバー

投げ輪／瓜子／しまうま

一八時一五分になったため、洋一がMacBook Airを操作しながらメモしておいたURLをクリックして、いつものメンバーにZoomの部屋に続々と入ってもらう。今回のイントロダクション担当は投げ輪、ファシリテーターはミスター、リフレクティングチームのリーダーはブニュエルが務めることになった。洋一は話す。

★**洋一**　相談者は、前回お願いしたように私です。外部からの参加者は今回は募っていません。スタッフ間だけで聞いてもらったほうが良いと思ったからです。それでは一八時三〇分まで、しばらくお待ちください。

一八時三〇分になり、洋一は「それでは投げ輪さん、お願いします」と発言する。投げ輪がZoomの「共有」ボタンを押して「ゆくゆく!」のウェブサイトを画面に映しながら、グラウンドルールを読みあげていく。

投げ輪　洋一さんもほかのみなさんもよくご存じだと思うのですが、念のためきょうもイントロダクションから入るということで大丈夫ですね。今回はスタッフだけなので、文面をちょっとアレンジしながら読んでいきます。

1

この会はオンライン会議アプリを通じて、オープンダイアローグ的な対話実践を模索する集まりです。

2

この会は自助グループ、つまりなんらかの問題を抱えた当事者の互助会です。今回はスタッフだけで対話実践をやりますが、それぞれの参加者の関係は対等です。

3

スタッフについては、誰もがプロの福祉支援者というわけではありません。お互いを「悩める当事者仲間」として認識するようにしましょう。

4

スタッフのひとりひとりが、「安心安全な場を作る」仲間として対話するようにします。

5

「ゆくゆく!」は「トラウマ・インフォームド・ケア」を重視しています。今回の相談者、洋一さんにもトラウマ（心的外傷）があるかもしれないと想定して、それに二次被害を与えないように努力します。

6 対話を進めるのが困難と感じた場合、沈黙する、発言をパスする、退出するなどの自由があります。つらくなった場合には、自己判断で離席してくださ い。そのあと戻ってくるのも、去ってしまうのも自由です。参加者全員に、この権利が尊重されます。

7 「ゆくゆく!」のミーティングには守秘義務があります。誰それが参加していたとか、誰それがこんなことを言っていたという情報は口外禁止です。SNS等での発信も避けてください。

8 オープンダイアローグの重要な理念として「不確実性に耐える」ということがあります。いつどんな時点でも予期しないことが起こりえます。動揺したとしても、そのことをほかの参加者に伝え、支えあいながら対処することが大切です。

9 リフレクティングは、いつもどおり内輪話をする仕方で。相談者をいたわりつつ、なるべく正直に声を出していきましょう。相談者を否定する、説教する、断定的に評価するなどはやめましょう。

投げ輪はさらにグラウンドルールの下に書いてあるミーティングの流れについて説明する。投げ輪はやはり文面をアレンジしながら、発言を続ける。

A 今回はスタッフだけなので、自己紹介は省略するということでよろしいですね。

B 今回の話し手は洋一さんです。

C ミーティングでは、まず洋一さんが悩んでいること・困っていることについて語ります。ファシリテーターのミスターさんがサポートします。時間は一〇分間です。

D 相談内容を受けて、リフレクティングチームが一回目のリフレクティングをやります。リフレクティングチームのリーダーはブニュエルさん、メンバーは私（投げ輪）と、瓜子さん、しまうまさんです。リフレクティングの説明は大丈夫ですね。相談者の前で意見交換をすることです。そのあいだ、洋一さんはカメラやマイクをオフにして、隣から観察するような感覚でお願いしたいです。リフレクティングの仕方はさきほど言ったとおりです。話し手が傷つきそうなことは、言わないようにしましょう。時間は一〇分間です。発言は短めでお願いします。

E　一回目のリフレクティングに対して、洋一さんが一回目の応答をします。ファシリテーターのミスターさんが支援します。時間は五分間です。

F　二回目のリフレクティングと二回目の応答をやります。時間はやはり五分間ずつです。

G　三回目のリフレクティングと三回目の応答をやります。時間は同じく五分間ずつとなります。この三回目をやるというのは、最近のミーティングからの新しい試みです。

洋一がそこですかさず口を挟む。

★洋一　可能なら、リフレクティングと応答、今回はさらにもう一往復、いや二往復やってみましょう。そこまで対話を続けるのがキツかったら、申し訳ないのですが。

異論がないため、投げ輪が以下のように話を続ける。

H **それでは四回目のリフレクティングと四回目の応答をやります。時間は同じく五分間ずつとなります。そのあと、さらに五回目も。**

I **最後に全員で感想の共有をします。最初にリフレクティングチームが話して、それからファシリテーターのミスターさんが話します。最後に洋一さんの話す番が来て、終わりとなります。**

ミスターが話す。

ミスター それでは今回は、私がファシリテーターを務めます。洋一さんに話し手をお願いしますが、そのまえに、カメラをオンにするかオフにするかを決めたいと思います。洋一さんはこの場でカメラをオンにしてほしいと思いますか、あるいはオフにしてほしいと思いますか。

★洋一 私はオフがありがたいです。私には自閉スペクトラム症があるので、顔の表情がおおむね乏しく、違和感を与えないように顔の表情を豊かにすることに配慮して、いつも精神的に消耗してしまうからです。

ミスター　それではみなさん、今回はカメラをなるべくオフにしてください。ただしカメラはオンがありがたいと考える人は、オンでも大丈夫です。

参加者たちのカメラがオフになっていくのを確認する。ミスターは洋一に「それではお話をお願いします」と促し、洋一はつぎのように語っていく。

★洋一　みなさんもご存じのとおり、私はふだん大学教員として働いていますが、自閉スペクトラム症、ADHD、アルコール依存症と診断されています。長年、生きづらいという思いがあったわけではありません。「生きづらさ」が話題になるような福祉の世界、あるいはSNSなどの「メンタルヘルス界隈《かいわい》」につながっていなかったからです。それはいまから思えば、何に困っているかわからないという状況だったのだと思います。

若い頃、縁があって早くに就職できましたが、そのあとはうまく行かなくなりました。酒に溺れて睡眠障害になり、研究にも教育にも大学の管理運営にも支障を来たすようになりました。研究が嫌になったことは一度もないのですが、教育や大学の管理運営で頭のリソースをたくさん使ってしまったので、研究に割く時間がなくなりました。土日も大学に出勤して仕事をしたり、家では力を使いはたして倒れていたり、ということになりました。

原因はパワハラ体質の上司と同僚にあります。あるときに仕事の調整がうまく行かず、それまでは仲が良かった同僚から口をきいてもらえなくなりました。上司からほかの同僚が揃《そろ》っている会議の場で叱責され、頭をさげて謝罪するように要求されました。そういうことを求められるのは、悪質なパワハラだということを知っていたのですが、逃げ場がなく、そのとおりにして、たいへんな屈辱でした。それから、一年少しで休職することになって、発達障害や依存症の診断を受けました。

休職が終わって復職したあとも、その上司や同僚とは口をきくことができません。そういうことをしようとすると、ふたたび心が壊れてしまうような気がするからです。そのことに悩みながら働きつづけています。さいわい、いまでは精神科にも通っているし、福祉行政のサービスを受けて毎月カウンセリングを利用することができているし、自助グループもたくさん運営しているしで、心身ともにおおむね健康でいられます。でも、職場での状況がつらいことには変わりありません。コロナ禍以降、リモートワークが推奨されるようになったので、大学に行くのは週に二回程度で、授業を教室でやっています。通勤が少なく、ふだん自宅で研究に集中できることには救われています。会議はオンライン開催の時期が終わって、大学の会議室で実施されているのですが、私は「合理的配慮」の一環として、リモートで参加することを認めてもらっています。これにも大いに助けられています。

ミスターが「ありがとうございます。まだすべて話しおわっていないとは思うのですが、そろそろリフレクティングに移らせていただきましょう。それではブニュエルさん、お願いします」と声をかける。

ブニュエル　はい。言い方が難しいですが、まずは洋一さんが困っているという話を聞かせてもらってうれしい、というのが率直な感想です。ぜひ、もっと胸のうちを教えていただきたいと思いました。とてもたいへんな状況だと思います。

投げ輪　とても苦しい状況ですよね。もしお聞きして良ければ、洋一さんが今回のミーティングに期待することを教えていただけないでしょうか。それを教えていただけると、洋一さんにとって望ましい発言をしやすくなると思います。

瓜子　研究者はマルチタスクでたいへんだと思いました。研究だけに集中できないんだと、初めて知りました。いつもは冷静な洋一さんですが、悲しみや怒りをこらえて話していることが伝わってきました。ほんとうに苦労なさっていると思います。

しまうま　ぼくもパワハラ上司に苦しめられて、適応障害になったので、他人事とは思えずに聞いていました。ぼくは一時期、全方位的に攻撃的になってしまって、それがまたつらかったです。受けているストレスが大きかったからですね。お話しになったような状況のなかでたくさん自助グループを主宰し、今回も話してくれた洋一さんに敬意を表します。

ブニュエルがミスターに進行を受けつぐように促し、ミスターが「それでは洋一さん、応答してください。無理をせず、応答できることだけ応答するということで大丈夫です」と発言する。

★洋一　ありがとうございます。この場に期待することは、そうですね、まずは、いまのリフレクティングのように温かく受けとめてくれるだけでも充分にありがたいです。そして私の場合は、アドバイスであっても、押しつけがましくなかったら、とてもありがたいと感じるほうです。具体的な解決に向けたヒントを得られたならば、純粋に助かります。ですから遠慮せずにアドバイスをしてください。

大学教員の仕事がマルチタスクだというのは、ほんとうにそうです。かつての大学では「研究だけやっていて、教育も大学の管理運営もまともにしない」という教員がたくさんいて、そのような時代の大学は、自閉スペクトラム症の特性を持った人にとって天国だったと思います。「大学の先生は変わっている人が多い」とよく言われますが、そういう時代に大活躍していた自閉的特性の強い大学の先生たちのイメージが関係しているかもしれません。現在の大学はだいぶそうではなくなっていて、まともな常識人でないと採用されにくいです。それこそ私のように、トラブルを起こす危険性があるわけですから、「この人、ちょっと変わってるな」と思われると、採用時の面接で落とされることが非常に多いです。結果的に、大学教員の小粒化が進行している面はあると思います。

休職していたときは、希死念慮が強くありました。すべてがその上司と同僚のせいではないですが、嫌な出来事がべつの嫌なことと連鎖しあって、頭のなかで記憶が連続的に爆発していくような感覚。「ゆくゆく！」でこれまで相談できなかったのは、やはりリーダーを務めているからですね。**自助グループをたくさん主宰するようになったのは、じぶん自身が相談したいという思いがあったからこそですが、実際にじぶんが相談してみると、参加者が動揺したり、困惑したりということを何度**

対話のツボ

自助グループは「悩める当事者たちの会」だと思いますが、リーダーを務めることで、同列から浮いた存在になってしまうことは珍しくありません。しかし運営を続行することで、スタッフないし常連の参加者と意思疎通が進み、「この人たちだったら受けとめてもらえるかも」と思える瞬間が来ることは多いのです。もちろん、リーダーはその瞬間まで我慢をするしかなく、悩み相談の機会にありつけないと言っているのではありません。福祉行政の支援者を活用することもできますし、カウンセリングもあります。自助グループであっても、聞いてくれる人を絞った上でなら、相談しても良いと思えるでしょう。

も経験しました。それで、「じぶんが主宰する自助グループでは、結局ちゃんと相談できないんだな、まあ人を助けるだけでもじぶんの回復に役立つから良いか」と諦めてきました。

最近では怒りに対する衝動も減りましたが、一時期はやはり他者に対する怒りを強く感じていましたね。ちょっとしたことでも、殺してやろうと思うくらい憎しみが渦巻いて、抑えるのがたいへんだった。いまではそんなことも減っています。復職する際に「合理的配慮」を認めてもらって、仕事をグッと減らしてもらえたことが幸いしています。この点に関して、私は同僚たちにも大学にも感謝しています。もっとも、仕事を減らしてもらって、もらってる給料は変わらないので、同僚たちに引け目を感じてはいます。はっきり言って、私には「退職してほしい、もっとまともな人を新規に採用してほしい」と思っている同僚が多いと想像します。

ちなみに上司からは就職してすぐに「前に同僚だった同じ講座のふたりの教員は、私が追いだしたって言われている」という言い方で恫喝《どうかつ》されました。言うことを聞かないと同じようにする、ということでしょう。それからだいぶ前にやはり精神的に参っていたとき、その上司に「精神科に行って診断をもらいたい」と相談したんです。そうしたら「そんなことになったら、きみの将来は終わりだ」と言われました。それで精神科や心療内科、カウンセリングに通えないという状況になりました。

ミスターが「ありがとうございます。まだまだ話は尽きない感じですが、そろそろ二回目のリフレクティングに移りましょう。それではブニュエルさん、お願いします」と声をかける。

ブニュエル そうですね。洋一さんの厳しい状況が、ますます理解できるようになってきました。問題になっている上司や同僚に狙い撃ちにされているのなら、ハラスメントの窓口に相談してはどうでしょうか。もうすでにやっているということでしたら、すみません。場合によっては、労働基準監督署に相談するというのもありだと思います。洋一さんはアドバイス歓迎ということだったので、そんなことを言ってみました。

瓜子 訴える場合、具体的なデータを収集したほうが良いですね。相手から来た問題のある内容が書かれたメールは保存しておくとか。場合によっては録音なんかも良いかもしれません。洋一さんはつらい状況に置かれてきたにもかかわらず、じぶんを客観視していて立派だと思いました。いままでずっと我慢してきたんですね。

しまうま　やはり洋一さんが、じぶんの感情をコントロールしようとしているのが強烈に伝わってきて、それが心に残りました。すごい自制心だと思います。ぼくは洋一さんに似てると感じることが多いので、じぶんだったらここまで自制するのは難しいと思いながら聞いていました。

投げ輪　私も話しますね。もし可能だったら、洋一さんにとって身近な人も含めて、またオープンダイアローグ的対話実践のミーティングをやってみてはどうかなと思いました。洋一さんに対して「釈迦に説法」かもしれませんが、洋一さんの環境を調整することが解決の近道になるからです。

ブニュエルがミスターに進行を受けつぐように促し、ミスターが「それでは洋一さん、応答してください」と発言する。

★洋一　もともと私は学科で新たに力を合わせて取りくもうとしていることに、あまり賛成ではなかったんですね。問題の上司や問題の同僚は、その新しい方向性の中心的な推進者でした。それで彼らにとって私は「目の上のたんこぶ」だったんだろうと思います。現在では私は合理的配慮を受けていて、学科の同僚たちと共同作業をすることがとても少ないので、軋轢《あつれき》が高まることはほとんどありません。私が退職して、「もっと使える」人が新しいスタッフになってくれたらありがたい、と思われているなと感じつつ、居心地悪い思いを誤魔化しながら勤務しています。

ハラスメントの窓口に相談したい気持ちはあります。ですが具体的に嫌な思いをしてから数年が過ぎているので、なかなか踏んぎりがつかないということもあり、問題が表面化してゴタゴタになると、私自身の現在の静穏な状況も脅かされるという問題もあってよけいに居心地が悪くなるんじゃないかなと不安を感じます。そういうことを気にしているじぶんが情けないとも思います。

すでに話題にしたことですけれども、私には自閉スペクトラム症があるほかに、子どもの頃に家庭環境が壊れていたというアダルトチャイルド（アダルトチルドレンの単数形）としての問題もありますから、なかなか人とうまくコミュニケーションを取れませんでした。誰かと緊密な人間関係を築こうとすると、つねにいろんなトラブルが起こって、関係は壊れていきました。はたから見ていたら、私のほうがトラブルメーカーに見えることが多かったと思います。はっきり言えば「加害者」的要素が皆無だったわけではありません。それを考えると、上司や同僚を訴えて良いのかという問題に疑問を感じるんです。

この問題について話していると、どうしても怒りのような悲しみのような感情が湧いてきて、つらくなってしまいますね。

ミスターが「ありがとうございます。そろそろ三回目のリフレクティングに移りましょう。それではブニュエルさん、お願いします」と声をかける。

ブニュエル　私の兄も自閉スペクトラム症者で、食事のときなんかでも、予想と違うものが出てきたら怒っていたこと、それが好きな食べ物であっても癇癪《かんしゃく》を起こしたことを覚えています。ですから予想と違う人生になった洋一さんは爆発寸前なのかなと想像して聞いていました。

しまうま　ぼくにも発達障害があるので、キツイ発言になってしまうことがあって、よく反省しています。でも洋一さんが他者を排除するような発言をしているのを聞いたことがありません。それがすごいと思います。

瓜子　こんなことを言うのは勝手という印象を与えるかもしれませんが、問題のパワハラ上司やパワハラ同僚の言動を「他山の石」とする、つまりじぶんをより良くするための参照項にするという方法があるかもしれない、と思いました。このアドバイスが押しつけがましく響いたら、お詫びします。

投げ輪　怒りが湧いてきたときに「ああ、うんこが出てきたな、それをちゃんと水に流して、はい、これで安心」って考えていくと、怒りが収まりやすいと聞いたことがあって、私は実際にそうやっています。私にはよく効く感じがします。

ブニュエルがミスターに進行を受けつぐように促し、ミスターが「それでは洋一さん、応答してください」と発言する。

★洋一　たしかに自閉スペクトラム症は厄介な障害ですよね。予期不安などに弱い傾向などもあります。どうやったら成熟した自閉スペクトラム症者になれるか、ふつうの成熟ではなく、私にとってふさわしい成熟はどうやったら手に入るか、ということを探求しているところです。だんだん「ふつうの人」になってきたけど、外からみたら「まだまだ変な人」だと思います。自分が悪いとばかり考えるのもおかしいし、相手が悪いとばかり考えてもいけないし、バランス感覚が要求される。いろんなストレス・コーピングやアンガー・マネージメントを試しながら、日々が模索の連続ですね。「のびのび」やっていきたいのですが。

じぶんに嫌なことをした相手の言動を「他山の石」にする、というのは大事な発想ですよね。実際、会議のときには私は現在ではほとんどいっさいしゃべらないようになってしまったのですが、上司や同僚の発言を聞きながら、「じぶんだったら、こういう言い方をするだろう」とか「じぶんだったら、そうは言わない」などと想念をめぐらせています。ですから「他山の石」にはできていると思います。

ミスターが「ありがとうございます。そろそろ四回目のリフレクティングです。ブニュエルさん、お願いします」と声をかける。

ブニュエル　「自閉スペクトラム症者としての成熟」という考え方に感銘を受けました。じぶんにふさわしい仕方での成熟ということを考えたことがありませんでした。でも、そういうふうな成熟で良いんだということが、世間でもっと話題になったほうが良いと思いました。

しまうま　だいぶ話が進んできましたよね。洋一さんが「もっとこうなったら、この場で話した価値があった」と思えるには、どうすれば良いのか、できたら教えていただきたいです。

投げ輪　不謹慎かもしれませんが、話の内容がおもしろくて、勉強になります。洋一さんは話し上手な方ですもんね。「ゆくゆく！」に入って良かったなって思います。洋「のびのび」という表現が耳に残りました。

瓜子　アンガー・マネージメントにはいろいろな方法がありますけれども、私のアンガー・マネージメントは、頭の

対話のツボ

相談者、ファシリテーター、リフレクティングチームのメンバーのいずれかにかかわらず、キラッと光るパワーワードが口から迸《ほとばし》ってくることは稀《まれ》ではありません。それをうまく捕まえて、みんなの注目を集めさせることも、対話の醍醐味のひとつです。

なかのイメージで、攻撃してくる人の前に白線を引いて、こっちに入って来れないようにする、というものです。参考になったらうれしいです。

ブニュエルがミスターに進行を受けつぐように促し、ミスターが「洋一さん、四回目の応答をお願いします」と発言する。

★洋一　ありがとうございます。こうやって話していて、だいぶ安心感を覚えてきました。最近は生活も仕事も順調ですが、話していると、抱えこんだ鬱憤の大きさがじぶんでもよくわかりました。そのうち何かやらかすときが来ると思うので、そのときにまた相談できればと思いました。スタッフのみなさんとはチームワークを作って来れたので、話していて不安がありません。こういうふうにスタッフ間でオープンダイアローグ的な対話実践をするということ、ときどきはやっても良いですね。むかしは頻繁にやっていましたが、最近は私たちの対話のレベルがあがったことで、需要が小さくなっていました。

私は日本人ということもあり、男性ということもあり、自閉スペクトラム症者ということもあり、トラウマを抱えた人ということもありで、どうしてもひとりで抱えこんでしまう傾向があって、良くないと感じます。これからはもっと相談できるようになっていきたいです。そういうのもリーダーにとって大事な条件のような気がします。

「この場で話して良かったなと思うためには」と尋ねてくださいましたね。これから仕事で上司や同僚と顔を合わせる場面が数多くあるのですが、どうしたら気持ちを楽に保てるかヒントを得られればうれしいですね。ちなみに話題にしなかったので、みなさんも察してくださっているのだと思うのですが、転職やほかの大学・研究所への転出はいまのところ選択肢として考えていません。

ミスターが「では五回目のリフレクティングです。ブニュエルさん、お願いします」と声をかける。

ブニュエル　転職や転出の話をして良いものかと悩んでいたので、それは不要だということを聞けて良かったです。今回の洋一さんの話を聞いて、洋一さんはじぶんの状況や気持ちを言葉にするのも、リフレクティングを聞いて応答するのもとてもじょうずだなと改めて思いました。

瓜子　こういう場を設けたことで、洋一さんの心労が少しでもやわらいだのなら、良かったです。「ひとりで抱えこんでしまう傾向があって」とのことなので、洋一さんもおっしゃっていたように、今後はときどき今回のように、私たちに状況やお気持ちを共有してくださったら、とてもうれしいと思いました。

投げ輪　じぶんにとっていちばんしんどい話をできる洋一さんも、「ゆくゆく！」のこういう場も素敵だなと思いました。今後もこういう場に参加して、じぶんを磨くことができたら良いなと思いました。

しまうま　**ええと、転職や転出は考えていないということですが、そういうことをしなくても、状況がもっと楽になるように、職場以外でも人生の登場人物を変えても良いのかなと思いました。**もちろん、「ゆくゆく！」をやめるとか解散するとかは、望んでいないのですが（笑）。人生の登場人物に変化が訪れることで、人生が動いていくことは多いと思うんです。

ミスターが「すでに感想の共有っぽくなってきていますが、一応確認しておくと、これからまだ洋一さんの応答があって、そのあとで感想を共有する時間となります。それでは洋一さん、お願いします」と声をかける。

★洋一　抱えこんでいたものをおろして、みんなに少しずつ背負ってもらうということの良さを実感できました。いつものオープンダイアローグ的対話実践では、背負う側も背負うことによって救われているという感覚でしたが、背負われて救われているという素朴な体験は重要だと改めて実感しました。状況や気持ちを言葉にするのがじょうずと言われましたが、言わずに我慢していることはたくさんあります。

対話のツボ

本人が変わるのではなく、環境を変えるという話は第四夜でも出てきました。相談者のまわりにいる人に変わってもらうというのも環境調整です。自己啓発系の本が「過去と他者は変えられないけれども、じぶんと現在・未来は変えられる」と主張するのと反対に、ケアの現場では「まず物理的環境を変え、ついで人間関係（環境としての他者）を変え、相談者を変えるのは最後の手段」と考えるのが適切です。

なんでもかんでも口にすることでダメになることがあると思っているからですが、今回はそのバランスがうまく行ったかなと思っています。行きづまったら、人生の登場人物を変えるという発想には「ハッ」としました。「ゆくゆく！」をやめるつもりも解散するつもりもありませんが、どこかで登場人物の取捨選択をして、つまり人間関係の引き算や足し算をして、それが仕事にも良い影響を与えると良いなと思います。

ミスターが「それでは感想の共有に移ることにしましょう」と発言する。

ブニュエル　洋一さんの声が、だんだんと明るくなってきて、ほっとしました。いまパッと思いついたのですが、洋一さんは芸術が好きですから、もし最近芸術的な自己表現をしていないなら、やってみてはどうかなと思いました。これもすでにやっていたら、すみません。

瓜子　洋一さんはたくさん自助グループを主宰していますが、もしかすると、それによってほかの人がやっている自助グループにはあまり出なくなっているのでは？

なんて考えました。もしそうなら、出てみると「人生の登場人物を変える」きっかけになるかもしれないと思いました。

しまうま　洋一さんが、じぶんが加害者になったときもあると言っていたのが印象的でした。悩み相談の場では、どうしてもじぶんを被害者として提示したい、加害者としての横顔を見せることで援助されにくくなるのを避けたい、という気持ちが働くと思います。フェアであろうとした洋一さんに敬意を表したいと思います。

投げ輪　洋一さんの話しぶりが立派で、私がえらい人だったら表彰してあげたくなったと思います。ほんとうに素晴らしいと思いました。

ミスター　あのですね。相談者のことをあまりに褒めて讃《たた》えると、今後相談したくなったときに、相談しづらくなってしまうと思うんですね。じぶんを高く評価してくれた人に、ダメなじぶんを見せて失望されるのがつらいと思ってしまいますから。ですから、讃えるにしても、「淡々とねぎらう」くらいのほうが良いと思うんです。

投げ輪　そうか。そうですよね。教えてくださって、ありがとうございます。

ミスター　では、私の感想です。洋一さんとは付きあいが長くなってきましたが、今回話してくださったことは、初めて聞きました。ですから、洋一さんの我慢の歴史が偲《しの》ばれました。話してくださって、ありがとうございました。

★洋一　みなさん、ありがとうございます。緊張しましたが、話して良かったです。また機会を作って、状況の変化などがあれば、それを共有したいと思います。オープンダイアローグ的対話実践って良いものですね。またあしたからがんばれそうな気がします。

自助グループというのは、「じぶんの人生に納得できるようにするための装置」みたいなものだな、なんてことを思いました。**人の苦しみは、じぶんの人生に納得できないというところに起因することが多いですよね。**自助グループは、悩みを抱えた人同士で、その状況を解消していくことができる仕組みだなと思ったんです。では、一応スタッフミーティングもやっておきましょう。

ミスターが「それでは今回は私がファシリテーションを担当したので、スタッフミーティングも私が進行しますね」と発言する。

ミスター　みなさん、どうでしょうか。

しまうま　病院でやるオープンダイアローグでは、患者と患者の家族や友人・知人、治療チームが対話によって「共進化」すると考えますよね。[*1] つまりネットワークの更新です。この共進化はいつものオープンダイアローグ的対話実践でも感じていますが、きょうは仲間内でやっただけに、よけいにその感覚を強く覚えました。

瓜子　私の意見も似ていますが、オープンダイアローグは個々人の体験世界を共有し、維持するシステムなんだという議論がありますね。[*2] それを実感するミーティングだったと思います。

ブニュエル　オープンダイアローグ的対話実践は、オンラインでやるのに適していないという意見もありますよね。それに対して、「いや、ちゃんとオンラインでも実

対話のツボ

ひとりで悩みを抱えていると、いつまでも同じようなことを堂々めぐりで考えてしまったり、偏った見方に囚《とら》われてしまいがちです。まずは自分自身が悩みを声に出すことで、少し客観的に自分の問題を感じることもできます。オープンダイアローグ的対話実践では、いろいろな人の声を聞くことで、それまでに閉ざされていた視界が開かれ、じぶんに起こったことに納得しやすくなっていきます。じぶんの人生に納得することで、人間の悩みの多くが解消されます。

りある対話ができるよ」という意見もあります。[*3] 私たちは「ゆくゆく！」で活動していて、ちゃんとオンラインでも充実した対話ができていると思います。

投げ輪　ちょっと話題の方向性が違うかもしれませんが、オープンダイアローグに関する本を読んでいたら、マルティン・ブーバーやエマニュエル・レヴィナスの名前が出てきました。[*4] 哲学的な他者論で、難しく感じました。どなたか詳しい人はいませんか。

★洋一　詳しいわけではないですが、彼らの他者論の概要は知っています。ブーバーは「人と物」と「人と人」の関係は決定的に違うということを論じました。レヴィナスは、他者というのは自己とは絶対的に異質で、それゆえに不可侵だということを論じた人でした。オープンダイアローグでは、そのようにして他者をどこまでも尊重した上で、「人と人」あるいは「自己と他者」のあいだに対話による連絡路を開こうとする技法、と言えると思います。

ミスター　なかなか高尚で深淵《しんえん》なテーマですね。でも対話する相手にどこまでも敬意を払い、慎重に遠慮しながら対話することと考えると、そんなに難解な内容ではないですね。

★洋一　ええ。私たちがいつも心がけて、「ゆくゆく！」で実際にやってきたことです。

ミスター　それではほかに発言したい人はいませんか。

★洋一　きょうは「波打つ対話」がより重層的になりましたね。でも、そのぶんみなさんはだいぶ疲れてしまったかもしれません。きょうはスタッフミーティングをこのくらいで切りあげて、ゆっくり休みましょうか。

ミスター　そうですね。それでは、これで今回のミーティングは終わりにします。

★洋一　みなさん、それではまたお会いしましょう。

洋一はMacBook Airの画面を閉じて、ミーティングを終了した。

対等に支えあう

「ゆくゆく!」に初めて参加したとき、仲間で支えあう感じを受けとったように思います。なんだかよくわからないけれど、もう少し体験したいような、知りたいような、「なんだろう?」と心惹かれるものを感じました。「ゆくゆく!」は私が誰かを大切にでき、私も大切にしてもらえる居場所になっていきました。

「ゆくゆく!」でのオープンダイアローグ的対話実践には、支援職がおこなうオープンダイアローグよりも支えあう雰囲気が強く感じられ、そこが魅力だと思います。

　情報が少ないなかで対話がおこなわれますから、無自覚に発する言葉が誰かを傷つける可能性には、できるだけ気を付けるようにしています。その上で、人として当たり前に対等であり、ともに尊重される存在である。そのような想いが共有できると良いなと思っています。

（さくら）

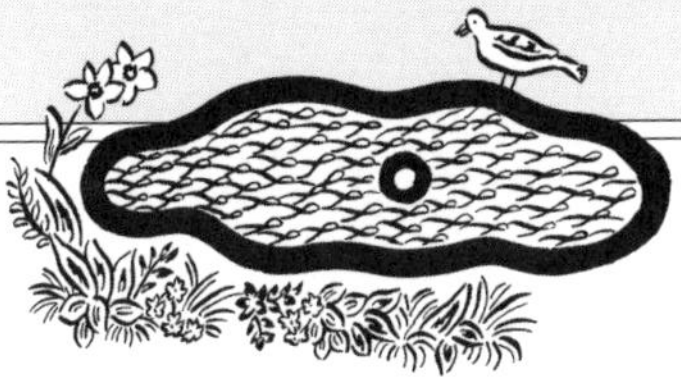

真夜中

自助グループ「ゆくゆく！」の作り方

洋一の夢の中

悩みを話したことで解放された洋一は、その晩ぐっすりと寝入ることができた。ミーティングでは話しわすれてしまったが、最近は胸苦しくて、中途覚醒が続いていたのだった。今夜はそんな不具合は起こらず、朝までたっぷりと睡眠を取ることができそうだ。

睡眠中の洋一は、「ゆくゆく!」を作った頃のことを夢見ていた。洋一はXやFacebookで「オープンダイアローグ的対話実践のグループを新たに作りたいから、スタッフを募集したいと思います」という直截《ちょくせつ》的な表現で呼びかけた。そうして20人ほどの仲間が集まったものの、洋一は初めから「ゆくゆく!」の確たる方針を抱いていたわけではなかった。それでスタッフは続々と離脱していった。

じつは「ゆくゆく!」は洋一にとって最初に作ったオープンダイアローグ的対話実践のグループではなかった。まだオンラインでオープンダイアローグ的対話実践をするグループがほとんどなかった頃に立ちあげた別グループがあった。しかし、それが思わぬ形で分裂騒動に至ったのだった。その胸苦しい状況下で、洋一は新グループの「ゆくゆく!」を立ちあげたため、同じような失敗を避けるにはどうすれば良いのかと思案しながら、暗中模索を続けることになった。

問題の先行するグループは、スタッフのひとりが権力の集中を望むようになり、さまざまな独走の果てに混乱が深まっていったという事情があった。そこで洋一としては「ゆくゆく！」では洋一を含めてスタッフの誰にも権力が集中するのではなく、全員が共同の運営主体としてグループを担えることをめざしていた。しかし、集まったスタッフから「ゆくゆく！」でどのように行動すれば良いかわからないという戸惑いが寄せられる事態が多発し、洋一はようやくじぶんが明確なリーダーとして全体をリードしなければならない、という決意に至った。否、正確に言えば、そのような仕方で当初の理想を「諦めた」。グループが結成されてから、一年以上が過ぎた頃のことだ。リーダーとして権力を握るのではなく、最大の義務を負う立場なのだと、グループの機能の源として責任を負う立場なのだとじぶんに言い聞かせながら、現在に至っている。

「ゆくゆく！」という名称は、洋一が考えたものではない。スタッフが洋一の執筆した『唯が行く！——当事者研究とオープンダイアローグ奮闘記』からこの名称を発案したのだ。グループが結成されてから半年ほどのことだった、と記憶している。それまで「ゆくゆく！」ははっきりとした名称を持たなかった。洋一はじぶんの本の題名に由来するグループ名に抵抗を覚えもしたが、「ゆくゆく！」という名称自体は愛らしく親しみやすいと感じて、この名称に賛成した。もっとも「ゆくゆく！」という名称に気恥ずかしさを感じる人は珍しくないかもしれない。「ゆくゆく！」のスタッフの印を「♨」にしたいと提案したのが洋一だったか、スタッフの誰かだったかは覚えていない。

「ゆくゆく！」を結成してから半年のあいだ、洋一たちは毎週一回スタッフ同士でＺｏｏｍに集まって、グラウンドルールやミーティング・チャートを開発していった。グラウンドルールは洋一が当初提案したものが存在したが、スタッフの意見を汲《く》みながら全面的に改定することになった。チャートに関しては、初めは洋一が前グループで使用していたもの――それ自体、前グループで洋一が考案したものだったが――を導入していたが、「ゆくゆく！」独自のミーティング・チャートを構築することは、洋一にとって大きな念願だった。そこで洋一はイントロダクション担当、ファシリテーター、リフレクティングチームのリーダーの「三権分立」を考案した。また「一見さん」が多いことを踏まえて、一回のミーティングのうちに何度もリフレクティングと応答を繰りかえすのが良いという洋一の考えが母体となって、スタッフからさらにその反復を増やすというアイデアが発生し、「波打つ対話」が整備されていった。

「ゆくゆく！」でのミーティングの開催頻度も暗中模索で進んだ。洋一は当初、毎週外部からの参加者を迎えてオープンダイアローグ的対話実践をしようと考えていた。スタッフ間でグラウンドルールやミーティング・チャートを模索しながら対話実践をやっていたとき、ミーティングの開催頻度が週に一回だったからだ。ちなみに曜日と時間帯は、しばらく模索したあとで、土曜日の一八時三〇分がもっとも手頃だということに落ちついた。当初は「その曜日と時間帯では参加できない人が一定数いる」という考えから、異なる曜日と時間帯に開催する挑戦も試みていたが、スケジュール管理が混乱する弊害が大きいために、これを断念した。

さて、毎週一回のペースで対話実践を開くということに関してだが、外部からの参加者については毎回Xの専用アカウントで募集を掛けなければならず、月に四回も五回も対話実践をおこなうのは現実的には困難ということがわかった。検討した結果、対話実践は月に二回実施、最終週はスタッフミーティングのみを開いて懸案事項などを解消する、それ以外の週はスタッフ交流会（おおむね対話実践の練習）

という構成に変わった。さらにその後、オープンダイアローグに関するさまざまな本を読んで勉強することが実力養成につながるということで、対話実践二回のうちの一回は読書会に移行した。読書会では、課題となった本をあらかじめ読んでおいて――ただし未読の参加者を排除しない――順番に意見や感想を述べていき、二巡三巡する、いわゆる「トーキングサークル」の対話実践を採用している。

「ゆくゆく!」のスタッフは、ふだんDiscordというSNSアプリで交流している。ここには「チャンネル」(投稿スペース)が多数設置してあって、スタッフはふだんから「自己紹介」「気づき・学びシェア」「雑談」「出席予定」などのチャンネルに思い思いの書きこみをしている。現行のグラウンドルールやミーティング・チャートは「グラウンドルール」に記されており、新しいスタッフのために「ゆくゆく!」の現状に関する要約は「ガイドライン」に記されている。スタッフミーティングのみ、参加できなかったスタッフのために洋一が毎回録画し、専用のYouTubeチャンネルに「限定公開」(URLを知っている人のみがアクセスできる設定)でアップロードしている。そのURLを洋一はDiscordの「録画アーカイブ」というチャンネルに記録して、スタッフがアクセスできるようにしている。

「ゆくゆく！」では年に一回の頻度で「ゆくゆくまつり」を開くことになって、これまでに二回開催している。二回とも一〇〇人を超す人が参加登録をしてくれて、当日集まった人はもっと少なかったけれども――外部からの参加者との対話実践や質疑応答を多く含むため、録音録画はせず、開催後の「見逃し配信」などもしない――、「ゆくゆくまつり」は盛況のうちに終了した。いつもより多い人数でオープンダイアローグ的対話実践をやるほか、スタッフからの自己紹介、活動履歴、将来への抱負などの紹介、さらにはオープンダイアローグとは異なる形式の対話実践（当事者研究、哲学対話など）もスタッフが主宰する。今後も「ゆくゆくまつり」を毎年開催していければ良いと思う。

「ゆくゆく！」の懸案事項としては、大きいものがふたつある。ひとつは、スタッフの数をもっと増やしたいということだ。毎回ミーティングの終わりに、スタッフをいつでも募集中だと呼びかけているものの、思ったようにスタッフが増えていかない。ボランティア活動ということに負担を感じてしまうのだと思うが、無償で社会貢献をすることは楽しいし、なによりも「勉強は教える側がいちばん学べる」という事実、自助グループの理論でも「援助者セラピー原則」が教えるように、助ける側がもっとも助けられるという真実があるから、ぜひスタッフがもっと増えてほしいと願っている。

もうひとつは、外部からオープンダイアローグや対話実践の知見を持つ講師を呼んで、講習会を開くことだ。その場合には謝礼が発生するため、参加者から参加費を徴収することになるだろう。洋一としては、そうして集まった金銭の管理を気に病んでいる。「ゆくゆく!」の前にやっていたグループでは、そのようなイベント集客と資金管理を担当したスタッフが、結局は発言権を大きくして、全員の同意なく一方的に「代表」を名乗るという事態が発生してしまった。また、そのスタッフに貢献したべつのスタッフが、「じぶんはグループのなかでもっと報われてしかるべきだ」と不満を語るようになり、混乱は収束不可能になっていった。

グループ内で金銭の問題が発生するようになれば、多かれ少なかれ、それをめぐるトラブルが発生することになるだろう。現在の「ゆくゆく!」はまだそれを免れているだけに、今後も純粋なボランティア団体として継続するか、講習会を開いて部分的に金銭問題に関与することになるか、洋一は頭を抱えている。スタッフ同士で何度か相談をしたものの、良い解決案は出ていない。

当事者が作る会

「ゆくゆく!」は、当事者活動の側面が強いところに魅力を感じます。ある意味オープンダイアローグ的対話実践のフロンティアなのではと思います。「ゆくゆく!」ではオンラインで対話実践をやっているので、空気感にはいっそう敏感であろうと心がけています。「ゆくゆく!」でオープンダイアローグ的対話実践に初めて参加したとき、自助グループと対話実践が合わさることによる可能性を感じ、じぶんでも新しい会を立ちあげて、主宰したいと思いました。それが下北沢のBONUS TRACK 内のコワーキングスペースで毎週やっているBTOD（BONUS TRACK オープンダイアローグ部）です。

（広岡ジョーキ）

おわりに

日常に対話の時間を

主人公が真夜中に夢を見ている、という場面で本編の記述を終えました。ということは、みなさんの気分も、いまは夜なのでしょうか。現実でもこの本のなかでも「ゆくゆく！」は夜に対話実践をやっているから、気分が夜というのは悪くないですね。彩なす言葉のかずかずが夜の空気をカラフルに染めていく。荘厳な瞬間と言っても良いでしょう。黒々と沈澱《ちんでん》する夜の闇のなかで、対話から生まれる発語が青い火花を散らしていくのを見守りましょう。

でも、せっかくなのでみなさんにはこの本を朝の明るい気分で読みおわってほしいとも思うのですね。じつのところ、この本のほとんどすべての部分は、朝早くの時間帯に書かれました。私は毎朝、起きてすぐに本や論文の原稿を執筆することにしているからです。毎日毎日、朝にたくさんの文章を書いています。ですから本書もまた、夜の空気をたっぷり吸っているように見えて、じつは朝の輝きをふくよかに孕《はら》んでいるのです。

私たちの一日。朝に起きて、朝食をとり、仕事をして（あるいは勉強をして）、休んで、昼食を楽しんで、また仕事をして（勉強をして）、夕食を食べ、レクリエーションに時間を割き、寝どころに行って、一日を終える。みなさんもそんな毎日を送っていますよね？　その最後の「レクリエーション」の時間に、今後はオープンダイアローグ的な対話実践の時間を設けてみてはどうでしょうか、と提案いたします。

本書に登場する相談者（話し手）のほとんどは、精神疾患の診断を受けていない人たちです。読者のみなさんはどうですか。精神疾患があろうとも、なかろうとも、なにかしら相談してみたいことがあるのではないでしょうか。そんな場合には、ぜひみなさんに「ゆくゆく！」に入っていただくことをお勧めしますし、あるいは第二、第三の「ゆくゆく！」を作ってみてほしいとも願うのです。

夜にたっぷり対話して、そのあとぐっすりと眠れたら、そしてつぎの朝が休みの日だったりしたら、前夜の対話実践の感想をどこかに記録したり、ＳＮＳで――守秘義務を守りつつ！――発信してみてくださいね。みなさんとどこかで交流できることを願いつつ、この原稿を閉じます。

「ゆくゆく！」は悩みを抱えつつも、毎週、毎月の活動をこれからも続けていきます。

最後に、この本の担当編集者・野本有莉さん、装丁と装画を担当してくれた鈴木千佳子さん、そして校正を手掛けてくださったチームのみなさんに、感謝をお伝えしたいと思います。

横道　誠

二〇二五年一月　京都にて

引用注

第一夜

＊1　国重浩一『ナラティヴ・セラピーの会話術——ディスコースとエイジェンシーという視点』、金子書房、二〇一三年、47—60頁
＊2　斎藤環（著＋訳）『オープンダイアローグとは何か』、医学書院、二〇一五年、86—87頁
＊3　ガーゲン、ケネス・J『あなたへの社会構成主義』、東村知子（訳）、ナカニシヤ出版、二〇〇四年、71—76頁
＊4　同前書、157—158頁
＊5　同前書、77—78頁
＊6　斎藤環（解説）／水谷緑（まんが）『まんがやってみたくなるオープンダイアローグ』、医学書院、二〇二一年、94—95頁
＊7　東畑開人『ふつうの相談』、金剛出版、二〇二三年、56—57頁

第二夜

＊1　セイックラ、ヤーコ／アーンキル、トム『開かれた対話と未来——今この瞬間に他者を思いやる』、斎藤環（監訳）、医学書院、二〇一九年、106—116頁
＊2　白木孝二「ダイアローグ実践の哲学と臨床姿勢」、石原孝二／斎藤環（編）『オープンダ

イアローグ――実践システムと精神医療』、東京大学出版会、二〇二二年、66―68頁
＊3　斎藤環（著＋訳）『オープンダイアローグとは何か』、医学書院、二〇一五年、55頁
＊4　同前書、53―55頁
＊5　セイックラ、ヤーコ／アーンキル、トム『開かれた対話と未来――今この瞬間に他者を思いやる』、斎藤環（監訳）、医学書院、二〇一九年、208―209頁
＊6　同前書、198―199頁

第三夜
＊1　Borkman, Thomasina (1976), "Experiential Knowledge: A New Concept for the Analysis of Self-Help Groups," *Social Service Review.* Vol. 50(3), pp. 445–456、Riessman, Frank (1965), "The 'Helper' Therapy Principle", *Social Work.* Vol. 10(2), pp. 27–32.
＊2　セイックラ、ヤーコ／アーンキル、トム『開かれた対話と未来――今この瞬間に他者を思いやる』、斎藤環（監訳）、医学書院、二〇一九年、53―55頁
＊3　同前書、191―192頁
＊4　井庭崇／長井雅史『対話のことば――オープンダイアローグに学ぶ問題解消のための対話の心得』、丸善出版、二〇一八年、24―25頁

第四夜
＊1　下平美智代／早瀬大介／齋藤文花／山田裕貴／志賀滋之／糸繰朝美「経験専門家のピ

アサポートとオープンダイアローグ――語り聴くプロセスで何が起きているのか」、『N：ナラティブとケア』一五号、二〇二四年、61頁

*2 小松理虔『地方を生きる』、筑摩書房、二〇二一年、180―181頁

*3 大井雄一「トレーニングコース」、石原孝二／斎藤環（編）『オープンダイアローグ――実践システムと精神医療』、東京大学出版会、二〇二二年、139―144頁

*4 バイステック、F・P『ケースワークの原則――援助関係を形成する技法』新訳改訂版、尾崎新／福田俊子／原田和幸（訳）、誠信書房、二〇〇六年

*5 野村直樹「「無知の姿勢」と「二人称の時間」――臨床における対話とは何か」、『精神科治療学』三三（三）号、二〇一八年、271―272頁

第五夜

*1 セイックラ、ヤーコ／アーンキル、トム『オープンダイアローグ』、高木俊介／岡田愛（訳）、日本評論社、二〇一六年、133―134頁

*2 石原孝二「現象学とオープンダイアローグ――フッサール、デネット、シュッツ」、オープンダイアローグ――思想と哲学』、石原孝二／斎藤環（編）、東京大学出版会、二〇二二年、123―124、128頁

*3 斎藤環「オンライン診療の実態とリモート対話実践プログラム（RDP）」、石原孝二／斎藤環（編）『オープンダイアローグ――実践システムと精神医療』、東京大学出版会、二〇二二年、169―177頁

*4 セイックラ、ヤーコ／アーンキル、トム『オープンダイアローグ』、高木俊介／岡田愛

（訳）、日本評論社、二〇一六年、105―106頁

参考文献

◆横道誠『唯が行く！——当事者研究とオープンダイアローグ奮闘記』、金剛出版、二〇二二年
◆石原孝二「現象学とオープンダイアローグ——フッサール、デネット、シュッツ」、石原孝二／斎藤環（編）『オープンダイアローグ——思想と哲学』、東京大学出版会、二〇二二年
◆井庭崇／長井雅史『対話のことば——オープンダイアローグに学ぶ問題解消のための対話の心得』、丸善出版、二〇一八年
◆大井雄一「トレーニングコース」、石原孝二／斎藤環（編）『オープンダイアローグ——実践システムと精神医療』、東京大学出版会、二〇二二年
◆ガーゲン、ケネス・J『あなたへの社会構成主義』、東村知子（訳）、ナカニシヤ出版、二〇〇四年
◆国重浩一『ナラティヴ・セラピーの会話術——ディスコースとエイジェンシーという視点』、金子書房、二〇一三年
◆小松理虔『地方を生きる』、筑摩書房、二〇二一年
◆斎藤環（著＋訳）『オープンダイアローグとは何か』、医学書院、二〇一五年
◆斎藤環「オンライン診療の実態とリモート対話実践プログラム（RDP）」、石原孝二／斎藤環（編）『オープンダイアローグ——実践システムと精神医療』、東京大学出版会、二〇二二年

［著者紹介］

横道誠　よこみちまこと

京都府立大学文学部准教授。博士（文学）。専門は文学・当事者研究。1979年、大阪府生まれ。40歳で自閉スペクトラム症、ADHD、アルコール依存症と診断され、オープンダイアローグ的対話実践を実施する「ゆくゆく！」を含めて、さまざまな自助グループを運営するようになり、その経験にもとづいた著作を発表している。単著に『みんな水の中』（医学書院）、『唯が行く！』（金剛出版）、『「心のない人」は、どうやって人の心を理解しているか』（亜紀書房）など、共著に『酒をやめられない文学研究者とタバコをやめられない精神科医が本気で語り明かした依存症の話』（太田出版）などがある。

装丁　鈴木千佳子　　DTP　キャップス

もしもこの世《よ》に対話《たいわ》がなかったら。
オープンダイアローグ的対話実践《てきたいわじっせん》を求《もと》めて

2025年2月20日初版発行

著者／横道誠《よこみちまこと》
発行者／山下直久
発行／株式会社KADOKAWA
〒102-8177　東京都千代田区富士見2-13-3
電話0570-002-301（ナビダイヤル）
印刷・製本／大日本印刷株式会社

ISBN 978-4-04-115365-9 C0095

◆斎藤環（解説）／水谷緑（まんが）『まんが やってみたくなるオープンダイアローグ』、医学書院、二〇二一年

◆下平美智代／早瀬大介／齋藤文花／山田裕貴／志賀滋之／糸繰朝美「経験専門家のピアサポートとオープンダイアローグ――語り聴くプロセスで何が起きているのか」、『N：ナラティブとケア』一五号、二〇二四年

◆白木孝二「ダイアローグ実践の哲学と臨床姿勢」、石原孝二／斎藤環（編）『オープンダイアローグ――実践システムと精神医療』、東京大学出版会、二〇二二年

◆セイックラ、ヤーコ／アーンキル、トム『オープンダイアローグ』、高木俊介／岡田愛（訳）、日本評論社、二〇一六年

◆セイックラ、ヤーコ／アーンキル、トム『開かれた対話と未来――今この瞬間に他者を思いやる』、斎藤環（監訳）、医学書院、二〇一九年

◆野村直樹「「無知の姿勢」と「二人称の時間」――臨床における対話とは何か」、『精神科治療学』三三（三）号、二〇一八年

◆東畑開人『ふつうの相談』、金剛出版、二〇二三年

◆バイステック、F・P『ケースワークの原則――援助関係を形成する技法』新訳改訂版、尾崎新／福田俊子／原田和幸（訳）、誠信書房、二〇〇六年

◆Borkman, Thomasina (1976), "Experiential Knowledge: A New Concept for the Analysis of Self-Help Groups," *Social Service Review*. Vol. 50(3)

◆Riessman, Frank (1965), "The 'Helper' Therapy Principle", *Social Work*. Vol. 10(2)